이유 없는 병은 없다

Originally published in France as:
Les maladies ne tombent peut-être pas du ciel.
Comment les événements négatifs ont un impact sur notre santé by Cyril TARQUINIO
© Dunod 2022, Malakoff

No part of this book may be used or reproduced in any manner whatever without written permission, except in the case of brief quotations embodied in critical articles or reviews.

Korean Translation Copyright © 2024 by Interpark Commerce(Banni), Korean edition arranged with Dunod Éditeur S.A through BC Agency, Republic of Korea.

이 책의 한국어판 저작권은 BC 에이전시를 통해 저작권자와 독점 계약한 (주)인터파크커머스(반니)가 소유합니다. 저작권법에 따라 한국 내에서 보호받는 저작물이므로 무단전재와 무단복제를 금합니다.

이유 없는 병은 없다

‖ 최신 심리학이 밝혀낸 만성질환의 숨겨진 이유 ‖

시릴 타르키니오 지음
권진희 옮김

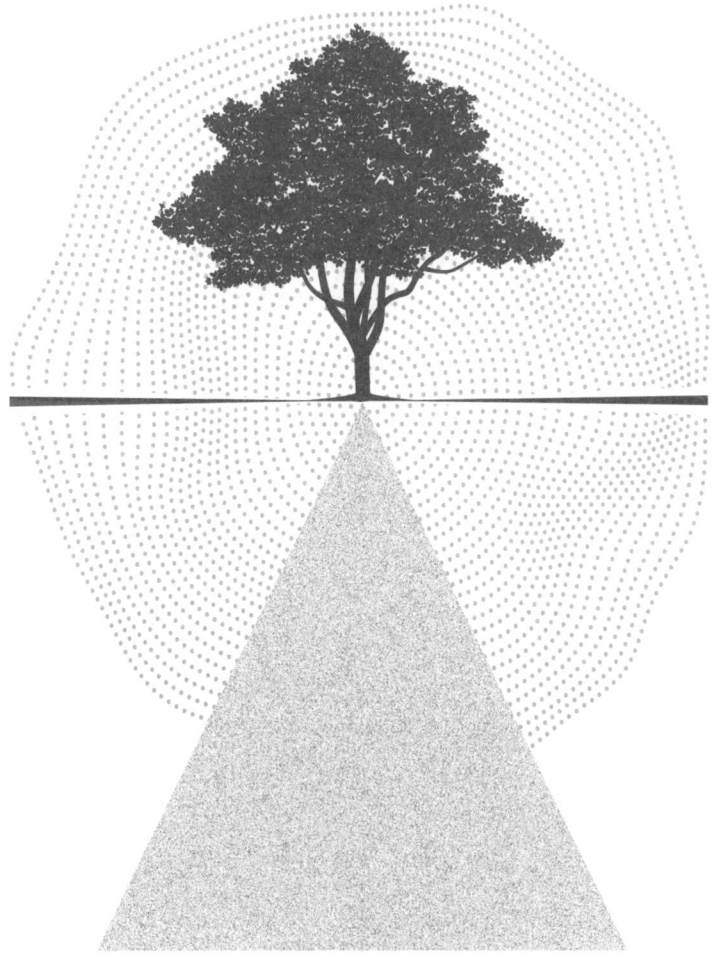

반니

"트라우마의 역설은 그것이 파괴하는 힘과 추동하는 힘을 모두 갖고 있다는 점이다."

- 피터 A. 레빈Peter A. Levine, 심리학자

추천의 글
만성질환

우리가 지식을 세분화할수록 의학도 발전해왔다. 데카르트 이전에 우리는 고통의 원인을 두 가지로 구분해 설명했다. 첫 번째 설명에 따르면, 고통은 하늘에서 왔다. 우리가 죄를 지어서 신이 준 벌이 고통이다. 두 번째 설명에 따르면, 고통은 땅에서 왔다. 한 낯선 사람이 물에 마법의 가루를 뿌리는 걸 보았다고 했다.

이후 데카르트가 방법론을 고안하고 실험해볼 수 있게 되어서야 마침내 우리는 질병의 원인을 통합적으로 이해해야 한다는 사실을 알게 되었다. 그런데 오늘날 우리는 이러한 발전의 함정에 갇힌 모양새다. 하지만 질병의 원인이 어디에 집중적으로 영향을 끼치는지를 체계적으로 추론하는 훈련을 하면, 우리를 둘러싼 압박감과 자신이 만드는 표상들이 내부에 깊이 박힌 흔적에 의해 고통받고 있다는 사실을 알 수 있다.

복잡한 생각으로 가득한 우리의 뇌는 엄청난 속도로 발달하는 탓에, 어린 시절에 주위 환경을 쉽게 각인하게 하는 시기가 있다. 만약 주위 환경이 조화롭다면 아이는 주변에서 자신의 성장에 필요한 모든 것을 문제없이 발견할 것이다. 이런 아이를 사람들은 흔히 '순한 아이'라고 부른다. 하지만 애착 이론 실험에 따르면 사실 아이의 주위 환경이 아이를 '순하게' 만든 것이다.

한편, 이 진화론적 관점은 조화롭지 못한 주위 환경이 뇌의 발달 과정 중 아주 이른 시기부터 흔적을 남길 수 있다는 사실을 알려준다. 시간이 흘러 이 흔적은 만성질환의 형태로 나타날 수 있다. 1943년 있었던 레닌그라드 지역의 기근이 이를 뒷받침한다. 나치 독일군이 레닌그라드 지역을 포위했을 당시 그 겨울은 너무나도 혹독했다. 기온이 영하 50도까지 내려가는 바람에 발트해가 얼어붙어 더는 식량을 운송하지 못하는 상황에 이르렀고, 그 영향으로 1년 만에 80만 명이 기근으로 사망했다. 그럼에도 80명의 임산부가 80명의 아기를 출산했다. 이 아기들은 혹독한 환경에서도 살아남아 성장했지만 18세가 되었을 때 모두 인지장애를 앓고 있었으며 만성 당뇨를 호소했다.

인과적 측면에서 보면 해결책은 간단하다. 아이들이 문제없이 성장하고 발육하려면 임산부가 영양 섭취를 제대로 해야 한다는 것이다. 물론 맞는 말이지만, 이걸로는 부족하다. 왜냐하면 고통

없는 삶은 없기 때문이다. 건강하게 태어난 아이도 부모가 처한 문제로 감각기관이 망가져 나중에 고통을 받을 수 있다. 예를 들어, 부모의 죽음이나 질병, 부모의 갈등, 어린 시절 신경증을 앓았던 부모의 표현 방식, 특히 일상 자체가 스트레스가 되는 사회적 취약성에 노출된 상황이 그러하다. "냉장고가 텅텅 비었어. 집주인은 집을 빼라고 압박해. 어느 누구도 우리를 도와주지 않아…"와 같은 상황이 대표적이다. 불안한 부모 밑에서 자란 아이는 결국 불안한 상태로 성장한다.

세 살 무렵부터는 가족과 지역, 문화에 의해 형성된 언어권 아래서 생각을 말로 표현하며 성장한다. 이때 부모가 충만한 일상을 영위할 형편이 안 된다면 아이는 어휘력이 결핍된 환경에서 살게 된다. 이런 아이는 유치원에 들어갈 때쯤 단어 200개를 활용해 말을 할 수 있게 된다. 반면 관습과 언어가 체계적으로 자리 잡힌 가정에서 자란 아이는 단어 1,000개를 익히고 유치원에 입학한다. 누가 우수한 학생이 될 것인지 예상해보라. 단어 200개만 아는 아이는 유치원에서 통용되는 지시들을 제대로 이해하지 못할 것이다. 그 과정에서 수치심과 비참함을 느낀 아이는 유치원을 '지속적으로 나에게 공격을 가하는 곳'으로 여기게 된다.

여기서 비롯된 만성 스트레스는 기억과 감정의 변연계 회로를 변형시키는 코르티솔과, 부정맥과 고혈압처럼 혈관 이상을 유발하는 카테콜아민 같은 물질을 분비한다. 뇌와 심장의 만성적인 이상은 정서적·사회적 발달 이상의 결과물이다. 6세 무렵 아이가 이야기의 세계에 들어가면 모욕적인 말이나 비하성 표현들이 뇌와 혈관에 같은 자극을 주게 된다.

신체를 망가뜨리는 이러한 잠행성 트라우마는 강간, 이별, 수치심과 같이 정신을 괴롭히는 폭력적 트라우마를 포함하는데, 이는 자존감 형성을 방해함으로써 아무 문제가 없는 것처럼 노력하는 동시에 남몰래 고통을 느끼는 정신 분열의 형태로 나타난다.

이 책의 저자는 이러한 두드러지거나 보이지 않는 상황을 설명한다. 그 상황은 신체와 정신을 지치게 함으로써 과거의 경험에 근원을 둔 기질성 증후군이나 심적 질환을 야기한다. 다행히 저자는 자신의 진화론적 사고를 바탕으로 상처를 회복할 수 있는 방법도 제시한다. 회복탄력성이란 트라우마성 상처를 받은 후 새로운 성장을 위한 재기라고 설명할 수 있다. 이보다 더 논리적이고 간단한 정의는 없지만, 신체와 정신을 분리해 인식해온 사람들은 종종 이런 통합적인 추론을 이해하는 데 어려움을 겪을 수 있다. 논문이나 기고문, 학술 출판물 등으로 이에 대한 지식을 배울 수 있다는 건 아주 다행스러운 일이다. 저자가 메스의 로렌대학교와 센터(자네 피에르 센터Centre Pierre Janet)에서 학생들에게 제안한 것처럼 전문가들도 자신들의 지식을 공유할 수 있어야 한다.

기후, 식물, 동물, 인간의 조건 등 살아 있는 모든 것은 변한다. 버림받거나 학대당한 아이가 망가지도록 홀로 두면 아이가 느끼는 고통은 지속되지만, 그 아이를 곁에서 돌본다면 새로운 성장을 통해 회복할 수 있고 그전의 반복적인 고통은 사라진다. 인간의 어린 시절 뇌는 놀라울 정도로 말랑말랑하지만 나이가 들면서 서서히 굳어간다는 사실을 알아야 한다. 그래서 정책 입안자들은 의학 전문가들이 조기에 개입할 수 있도록 허락해야 한다. 이는 국가에도 좋은 일임이 분명하다. 심리적인 어려움이나 만성질환을 앓는 사람들은 많은 공적 자금을 요구하는 반면, 충만한 삶을 살아가는 사람은 주변 사람들에게 행복을 선사하기 때문이다.

저자 시릴 타르키니오는 명확한 언어로 이 인문학적 지식을 공유함으로써 우리에게 영향을 미치는 환경에 따라 우리가 행동할 수 있게 돕는다.

의사, 신경의학자
보리스 시륄니크 Boris Cyrulnik

서문

인생에서 우리가 겪는 부정적인 사건, 심하게는 트라우마성 사건들이 건강 문제와 연관이 있다는 사실은 누구나 느낌으로 안다. 하지만 명확한 증거 자료가 없어 이를 과학적으로 입증하는 데 오래 걸린 게 사실이다. 최근에 와서야 이에 대한 연구에 사람들이 관심을 가졌고 몇 년 전부터는 이 주제를 다룬 출판물들이 쏟아지기 시작했는데, 요점은 유아기와 청소년기 등 어린 시절(이르면 태아 적부터 18세까지)에 겪은 부정적인 사건들이 성인이 된 이후의 신체적·심리적 건강 상태와 관련이 있다는 것이다.

사실 19세기 말 현대 심리학의 초기부터 우리는 과거의 경험과 성인이 되어 겪는 고통 혹은 불안 사이에 연관성이 있음을 알고 있었다. 그렇더라도 성인이 되어 겪는 심혈관질환이나 암, 만성통증, 당뇨병, 비만 같은 만성질환과 모든 종류의 중독이 과거의 경험과 인과성이 있다는 것은 놀라운 사실이다. 현대의학이 이 분야에 상대적으로 관심을 덜 기울이는 게 아쉬울 따름이다. 특히 이런 질병을 앓고 있는 사람들에게는 더욱 아쉬운 일이며, 인생에서 겪는 고난과 역경 때문에 오래 살 수 있는 기회가 줄어드는 사실을 고려하면 더 안타까울 뿐이다. 다시 말해 이중처벌인 셈이다. 학대, 무례함, 언어폭력, 성폭력(또는 성폭력 위험), 방치 또는 버려질 것에 대한 두려움, 학교 폭력, 부모의 이별, 부모의 갈등, 부모나 지인의 죽음, 부모의 질병 등 다양한 시련들은 대개 성인이 되어서 건강의 적신호로 그 모습을 드러낸다.

하지만 진료를 받으러 가면 의사들은 우리를 병원까지 오게 한 근본적인 문제가 우리 과거와 연관이 있다는 사실을 전혀 알아차리지 못한다. 건강과 웰빙이 화두이고, 맛 대신 건강에 좋은 음식으로 식탁을 채우며, 식탁이 약국으로 변하는 이 시대에도 말이다. 지금은 비의秘義적인 문제들은 뒤로 하고 명상과 걷기, 나무 껴안기, 단식, 심지어 호흡이 건강에 좋다고 외치는 시대다. 10여 분간 숨을 참고 호흡하는 기술을 테스트하려면 우리는 가장 친한 친구를 증인으로 불러야 한다. 10분 후 당신은 이미 저세상 사람이 되어 있을 테니 말이다.

그 어떤 질병도 하늘에서 뚝 떨어지지 않는 법이다. 그런데 우리는 신체적·심리적 건강을 위해서 할 수 있는 모든 외적 시도를 한다. '우리 외부'가 아니라 '우리 내면'을 집중적으로 들여다보는 게 더 효과적이지 않을까? 과거의 기억이나 DNA 같은 것들 말이다.

우리가 살아오며 마주해야 했던 크고 작은 역경들은 우리가 건강한 상태로 살아갈 수 있는지에 대해서만 아니라 우리의 수명에 대해서도 여실히 말해준다. 그렇다면 어른으로서 우리는 어떤 책임을 져야 할까? 지금의 우리 행동은 미래 세대의 삶에 영향을 미친다. 신문이나 뉴스에서는 아이들에게 물려줄 지구와 기후변화에 대한 이야기가 쏟아진다. 심리 상태와 건강 면에서 미래 세대가 맞닥뜨릴 상황에 대해서도 같은 맥락으로 봐야 한다. 특히 우리가 미래 세대에게 제공할 교육과 미래 세대가 유아기와 청소년기를 보낼 방법에 견주어 깊이 고민해야 한다. 부모이자 교육의 주체로서 우리가 간과해서는 안 될 의무가 있다. 폭력, 무관심, 이별, 애착 문제, 성폭력은 아직까지도 언론에 자주 등장하는 주제다.

우리 세대는 미래 세대를 위해 어떤 준비를 하고 있는가? 우리 아이들과 손자들의 신체적·정신적 건강을 위해 어떤 유산을 비축하고 무엇을 낭비하고 있는가? 이 '유산'은 다음 세대의 뇌, 더 나아가 그들의 DNA에 좋은 영향을 미칠까? 혹은 우리가 몰랐던 자원을 확보할 수 있어서 다음 세대가 어려운 시기를 좀 더 현명하게 이겨내도록 도움을 줄 수 있을까? 지옥을 벗어나기만 하면 마법처럼 상처가 아물고 치료될 수 있을까?

    이것들이 바로 이 책에서 다룰 질문들이다. 심리학이 선사하는 무한한 지식의 세계로 여러분을 초대하고자 한다. 연구조사 결과에 내 개인적인 고찰을 가미해 탄생한 이 책은 인생과 교육, 그리고 부모가 과연 무슨 의미인지 질문한다. 그렇다고 딱딱한 지식만 있는 것은 아니다. 여러분은 책 곳곳에서 유머를 발견하고 (내 유머가 여러분에게도 통할지는 모르겠지만), 위로의 손길을 느낄 수 있을 것이다. 왜냐하면 삶이 당신을 등지더라도 인생을 너무 심각하게만 대하는 것은 좋지 않기 때문이다.

차례

추천의 글 만성질환   5
서문   10

1부 ──────── 트라우마는 어떻게 우리를 망가뜨리는가

1장   완벽한 과거는 없다

과거와의 단절은 자신과의 단절이다   24
이성과는 거리가 먼 인간의 심리   26
이상적인 부모는 없다   30
해리 포터 콤플렉스, 감춰진 아동학대   34
학대라는 거짓말   37
트라우마의 개념   41
트라우마의 원인은 모두 다르다   44
가해자의 관점을 수용하는 사회   49

2장   어린 시절의 트라우마

모든 게 어딘가에는 저장된다   54
심지어 임신 기간 중에도   56
타인은 지옥일까?   61

애착의 필요 66
당연한 모성 본능은 없다 70
관계의 트라우마 74
바르게 사랑하기 79

3장 망가진 마음

PTSD의 종류 86
트라우마를 부르는 기억 87
얼어붙거나 과장하거나 95
사건 이후 PTSD의 발현 99
아동기와 청소년기의 PTSD 증상들 101
복합 PTSD가 위험한 이유 104
블랙아웃 109
마음속 지킬 앤 하이드 113

4장 어린 시절의 눈물로 나는 병에 걸렸다

우리 모두가 의사다 123
건강과 웰빙 예찬 126
내가 먼저 살아야 하는 시대 128
상처로 남은 순간을 다시 마주할 때 132
이혼이 아이들에게 주는 영향 134
체벌이 마음에 남기는 흔적 139
부정적 사건이 정신에 주는 영향 142
부정적 사건이 건강에 주는 영향 147

5장 불행은 어떻게 DNA를 재구성할까?

무거운 유산	**157**
뇌에서는 무슨 일이 벌어질까?	**160**
트라우마로 과민해지는 편도체	**162**
트라우마로 줄어드는 해마	**165**
전전두피질과 PTSD	**166**
망가지는 소뇌	**168**
환경에 따른 후성유전	**169**
미세한 흉터	**172**

2부 ──────── 우리는 어떻게 회복할 수 있는가

6장 적응과 회복탄력성

적응의 문제	**182**
트라우마에 대처하는 법	**185**
영성과 종교의 역할	**191**
적응의 연금술, 회복탄력성	**195**
보이지 않는 원동력	**202**

7장 사랑이 우리를 구할 수 있다

긍정적 감정은 우리를 다시 일어서게 한다 210
행복이란 무엇일까? 215
긍정적 신체 221
위장과 감정 사이 225
자기연민 228
유머의 힘 232
사랑은 치유다 234
자신을 위해 용서하라 239

8장 모든 것에는 답이 있다

소설보다 더한 현실 245
새로운 치료 방식들 248
심리치료에 대한 오해 251
아득한 옛날부터 254
애도의 무게 258
보완적 심리치료 263
심리치료가 우리를 구할 수 있다면 267
좋은 심리치료란 271

나가는 글 언제나 끝은 있는 법 273
감사의 글 275
참고문헌 277

1부

트라우마는 어떻게 우리를 망가뜨리는가

1장 완벽한 과거는 없다

"결국에는 이상적인 부모라는 건
어느 누구도 바라서는 안 되는 악몽이다."

어느 누가 진심으로 자신의 인생을 잔잔하고도 기나긴 강과 같다고 말할 수 있을까? 근심 없는 삶, 사랑과 연민으로 가득하고 친절과 웃음으로만 가득한 삶이라고 말이다. 외계인이라면 모를까, 어느 누구도 이런 완벽한 삶을 살지 못한다. 우리에게는 모두 과거가 있기 때문이다. 좋은 기억은 물론 나쁜 기억도 있는 우리의 과거 말이다.
 20년 넘게 환자의 정신을 치료해온 경험을 바탕으로 말하자면, 우리 뇌의 비상하고 잠재적인 능력이 가끔은 나쁜 기억들을 가슴에 묻거나 이를 수용하도록 만든다. 어린 시절(심지어 유년기 이전)의 의심과 고통의 순간들을 지우거나 바꾸는 것은 신기하면서도 너무나 인간적인 활동이다.

과거와의 단절은 자신과의 단절이다

사람들은 자신의 어린 시절에 대해 복잡한 사연이 있고(가장 이상적인 경우다) 반복적 트라우마를 남긴(가장 최악인 경우다) 시기였다고 인정하는 걸 왜 어려워할까? 성인이 된 지금의 자신의 모습이 부정적으로 비칠까 봐? 부모와의 관계를 어렵게 만들고, 우리가 생각하는 부모의 이미지 또는 우리가 원하는 부모의 이미지와의 괴리가 드러날까 봐? 그래서 우리가 쉽게 끊어낼 수 없는 효심에 갈등이 생길까 봐?

어린 시절의 고통을 들여다보면 불가피하게 가해자나 지금의 고통을 유발한 책임자가 누구인지 밝혀지기 마련인데, 대개 우리의 부모나 지인들이 가해자로 지목된다. 물론 어린 시절을 말할 때 가족이 전부는 아니다. 학교, 친구들, 가장 최근에는 사회관계망까지 당신의 과거를 무너뜨릴 수 있는 주체는 많다. 학교 안에서는 물론 밖에서도 또래의 괴롭힘이나 따돌림, 그 외 어떤 다른 종류의 폭력을 경험하지 않고 순조롭게 학교생활을 한 사람도 있다. 반면, 그렇지 못한 사람도 분명히 있다. 과거 어두운 기억과 폭력이 행해졌던 장소와 가해자들을 잊으려고 노력하지만 수년이 지나 성인이 되어서도 계속 그때의 일이 아픔으로 남아 여전히 정상적인 삶을 방해하는 것이다.

보통은 과거에 연연해도 별 소용없다. 이제 와서 아무것도 바꿀 수 없는 과거를 떠올리는 게 무슨 쓸모가 있을까? 성인이 된 우리는 과거에 갇혀 살 필요가 조금도 없다. 우리의 과거가 현재의 우리를 설명하는 것도, 앞으로의 우리를 설명하는 것도 아니기 때문이다. 그래서 자유롭게 살기 위해서는 각자의 과거를 깔끔하게 잊으면 된다고 많은 사람이 말한다. 사람들은 과거가 현재의 모습을 바꾸거나, 현재의 모습에 영향을 끼칠 수 있다는 심각한 결정론은 존재하지 않는다고 여긴다. 사실 그렇게 생각하면 현재의 인생과 지금의 자신을 완벽하게 통제할 수 있게 될 것이다. 매사에 이성적이 되어서 논리와 의지에 의해서만 행동하고, 과거의 행복하거나 불행한 경험들에 의해 흔들리는 일도 절대 없을 것이다. 행여나 심리학적으로 어린 시절의 트라우마가 중요한 역할을 한다고 생각하더라도 그건 의지와 기질의 문제라고 판단할 것이다.

실제로 주위를 둘러보면 "심리학을 믿지 않아.", "어린 시절 나쁜 기억은 죄다 필요 없는 얘기야.", "제대로 된 인생을 살기 위해서는 우리가 인생에서 무엇을 원하는지 아는 것으로 충분해."라고 소리 높여 말하는 사람이 꼭 하나는 있지 않은가. 그런데 정말 트라우마를 극복하고 사회적 성취를 얻으려면 최소한의 의지와 노력만으로 충분할까? 그렇다면 어린 시절 고통과 트라우마를 이겨내지 못한 사람들은 어떻게 되는가? 그들은 나약한 존재이며 열등한 인간이라는 뜻일까? 그렇다면 우리 모두는 지금의 행동과 정체성에 모든 책임을 져야 할 것이다.

그런데 문제는 이처럼 단순하지 않다는 사실을 심리학은 오래전부터 증명해왔다.

이성과는 거리가 먼 인간의 심리

앞서 했던 얘기로 돌아가보자. 그러니까 현실에서 심리학자는 '미친 사람들'이나 '약한 사람들'에게만 쓸모가 있다는 건데, 이렇게 생각하는 사람들을 보면 그저 감탄할 수밖에 없다. 인간 심리의 복잡성은 철저히 무시한 채 모든 걸 단순화하는 발상은 대체 어디에서 나온 걸까? 정말 터무니없는 일이다. 인간의 심리와 사회를 1과 0으로 이뤄진 컴퓨터로 볼 수 있을까? 착한 사람과 나쁜 사람, 강자와 약자, 잘 생기고 예쁜 사람, 운이 좋은 사람과 운이 없는 사람, 똑똑한 사람과 모자란 사람으로 말이다. 인간의 심리가 그렇게 논리적이고 단순한 구조로만 움직인다면 심리학자들은 할 일이 없을 것이고 심리학자라는 직업도 사라지지 않았을까?

사회에서 일어나는 일들을 보면 우리의 행동이 얼마나 비이성적이고 예측 불가능하며, 우리의 통제와 모든 예측을 완전히 피해 가는 힘과 과정들에 의해 결정되는지를 알 수 있다. 그렇지 않다면, 그 어떠한 의심할 만한 사건이 없었는데도 갑자기 폭력을 가하고 칼로 난자해 아내를 살해한 남편의 행동은 어떻게 설명하겠는가?

그 사건이 있기 몇 년 전 룩셈부르크의 한 기업에서 간부로 일하는 사람을 진료한 적이 있었다. 그는 도박에서 손을 떼지 못해 재혼으로 이룬 자신의 가정을 위험에 빠트렸고, 이 일은 자연히 부부 사이에도 영향을 끼쳤다. 그는 정신병리학적 관점에서 특이사항이 없었고 과거에도 특별히 폭력적인 행동을, 특히 아내에 대해 폭력 성향을 보인 적이 전혀 없었다. 그런데 하루는 아내가 그를 떠나겠다고 통보해왔다. 다른 사랑을 찾았다는 것이 이유였다. 잦은 다툼으로 부부 사이가 서서히 훼손되었고, 남편을 향한 감정이 식었다고 했다. 아내의 끔찍한 통보가 있고 며칠 후, 지역신문의 사회면에는 호러 영화에서나 볼 법한, 자신의 아내를 난도질한 그 남자의 사건이 실렸다.

이를 이례적인 상황으로 단정하고 지나칠 수 있을까? 그 남자는 미친 사람이고 잠재적인 살인자라며 말이다. 당연히 살인 동기에 대한 설명을 찾아야 한다. 우리가 마음속으로 '나도 그런 행동을 할 수 있고, 잠재적인 살인자가 되는 건 생각보다 쉽다'고 떠올리는 것을 막으려면 그래야 한다. 심리학에서는 이를 '동일시 identification'라고 부르는데, 타인에게 자신의 모습을 투영하는 심리현상을 말한다. 몇몇 동일시 과정은 카리스마 있는 리더나 스포츠 챔피언, 영웅들의 모습에 자신을 투영하는데 이는 긍정적으로 작용해 삶에 가치를 부여하고 활력을 줄 수 있다. 반면 소아성애자나 살인자, 성폭력범과 자신을 동일시한다면 완전히 반대의 결과가 나타날 수 있다. 이러한 대상을 떠올렸을 때 우리의 뇌는 어떠한 생각도 관여할 수 없도록 서둘러 대처한다. 철저히 방어적으로 '나는 어떤 경우에도 그런 파렴치한 행위를 할 수 없다'고 사고함과 동시에 '우리는 인간으로서의 품위를 지키고, 범죄자들과 달리 인간적이고 청렴한 사람들'이라는 사실을 떠올린다. 의심의 여지 없이 살인을 저지른 그 남자는 심리적으로 문제가 있었고, 알코올에 의존했으며, 어린 시절에 폭력을 겪은 과거가 있었다.

그런데 만약 이 모든 일이 단지 심리적으로 문제 있는 개인이 저지른 일이라 여긴다면 홀로코스트와 우리 역사에서 일어난, 심지어 최근까지도 계속되는 특정 민족이나 개인을 향한 모든 학살은 어떻게 설명할 수 있을까? 단순히 정신 나간 인물들의 범행이나 광기 때문에 일어난 일로 치부할 수 있을까? 만약 인류가 저지를 수 있었던 모든 종류의 두려운 행위의 가능성을 우리 모두가 지니고 있다면? 우리가 어둠의 세력에 의해 동요되는 데에는 많은 것이 필요하지 않다면?

유명한 미국 심리학자 스탠리 밀그램Stanley Milgram*의 연구를 살펴보자. 파트릭 드베르Patrick Dewaere가 주연으로 참여한 앙리 베르뇌유Henri Verneuil 감독의 〈1조 달러Mille milliards de dollars, 1982년〉라는 영화로 프랑스에서 이름을 알린 그는, 제2차 세계대전 후 우리 안에 명령 몇 마디와 돈 몇 푼이면 무고한 사람을 냉혹하게 죽일 수 있는 능력이 있음을 입증해냈다. 1961년과 1963년 사이에 있었던 그 연구의 목적은 참가자가 자신의 도덕에 반하는 명령에 복종할 수 있는지를 관찰하는 것이었다. 참가자들은 학습과 기억에 대한 과학적 연구로 알고 실험에 임했다.

먼저 참가자들에게 모르는 사람에게 질문을 하도록 했다. 질문을 받은 이가 대답을 하지 못하면 전기 충격을 주되 5볼트씩 점차 전압을 높여 최고 450볼트까지 가할 수 있었다. 참가자가 전기 충격을 가하는 것을 머뭇거리면 감독관(당국 관계자)은 별다른 강요나 압박 없이 "실험은 계속되어야 한다."라는 말로 짧게 개입했다. 참가자의 눈앞에서는 전기 충격을 받은 사람이 고통스러워하며(당연히 전기 충격은 가짜였다) 소리를 지르고 실험을 멈춰달라고 애원했다. 참가자들은 상대방을 살리고 명령에 불복종하느냐, 상

- S. Milgram, 《Psychological Maps of Paris》, in Environmental Psychology: People and Their Physical Settings, Holt, Rinehart & Winston, 2e ed., 1976

대방이 죽을 위험이 있지만 명령에 복종하느냐 하는 딜레마에 빠졌다. 그리고 정말 충격적인 결과가 나왔다. 참가자 중 약 65%가 생명에 치명적일 수 있는 450볼트까지 전압을 높인 것이다. 실험을 진행하기 전 정신과 의사들이 내놓은, 1만 명 중 1명만이 450볼트까지 전압을 올릴 것이라는 예상과는 전혀 다른 결과였다.

생명에 치명적인 수준까지 전압을 올린 참가자들은 당신과 나와 다를 바 없는 평범한 사람들이었다. 제2차 세계대전이 끝나고 몇 년 후 한나 아렌트Hannah Arendt가 말한 것처럼, 나치 범죄자들은 다른 평범한 사람들보다 특별히 더 미치지도 더 잔인하지도 냉혹하지도 않았다. 사실 현실에서 우리는 자신의 행동을 완전히 통제하지 못하며, 이성적 논리는 대부분 인간의 본성과 어긋난다(인정해야만 한다). 물론 이 말은 자신의 삶을 스스로 잘 제어한다고 느끼는 사람들에게는 받아들이기 어려운 얘기일 것이다. 하지만 그 느낌은 뿌리 깊게 박힌, 헛된 환상일 뿐이다.

이상적인 부모는 없다

당신의 부모든 아이를 키우는 당신이든, 부모는 자식을 위해 정성을 다한다. 그런데 계속 언급하겠지만 이는 다소 끔찍한 사실이다.

왜냐하면 부모가 완벽과 거리가 멀고 충분한 교육을 받지 못했더라도, 그리고 나쁜 부모라도 부모는 최고라고 생각하며 최선을 다해 자식을 키울 것이기 때문이다. 하지만 그 결과는 명백히 실패다. 그 사실을 입증할 수 있는 곳이 있다. 바로 정신과다. 오늘날만큼 정신과가 성행한 적이 없었다. 자신의 크고 작은 고통은 물론, 어린 시절에 느끼고 경험했던 사건들을 이야기하기 위해 환자들은 끊임없이 병원을 찾는다. 심리 상담을 위해 병원을 방문해 자신의 불행했던 경험을 이야기하는 것은 쉬운 일이 아니다. 자신의 부모를 배신한다는 느낌이 들기 때문이다. 엄마, 아빠, 할머니, 할아버지, 형제자매를 고발한다는 느낌 말이다. 따지고 보면 이들 모두가 우리를 사랑했던 것 같지만, 사실을 직시하고 인정해야만 한다. 우리의 삶이 제대로 흘러가지 않은 지는 오래되었고, 성인이 된 지금의 인생을 마음껏 행복하게 살고 싶은데 그걸 자꾸 방해하는 무언가가 존재한다. 이 무언가를 알아내기 위해 우리는 '이미 지난' 일이지만 그 과거를 들여다보려 하는 것이다.

자신의 어린 시절이 기쁨과 행복, 충만감으로 가득했다고 당당하게 말할 수 있는 사람은 아주 드물다. 사실 누구나 어떠한 실수도 하지 않는 부모 아래에서 태어나 완벽한 어린 시절을 보내기를 꿈꾼다. 상처 주는 말을 결코 하지 않고, 필요할 땐 언제나 곁에 있어주며, 어떤 상황에서도 따스하게 대해주고, 늘 미소를 띤 얼굴로 한결같이 두 팔을 벌리고 있어서 언제라도 달려가 안길 수 있고, 조건 없이 사랑해주는 부모 말이다. 완벽한 영양 섭취, 완벽한 위생, 완벽한 집을 제공하고 아이에게 필요한 모든 것을 충족해줄 뿐만 아니라 미리 준비되어 있는 부모 말이다. 물론 그들의 아이들도 훌륭한 외모에다 깔끔하고 똑똑하고 완벽할 것이다. 그 아이들은 정원에 있는 흙을 신발에 묻히지 않으며 밖에서 놀아도 바지를 더럽히지 않는다. 아이의 머리 이야기도 빼놓을 수 없겠다. 아이의 윤기 나는 금발머리는 바람이 불어도 야외에서 뛰어놀아도 헝클어지는 법이 없다.

그런데 솔직히 말하면 이 '교육적 완벽함'은 기대와는 정반대로 해로울 수 있다. 이상적인 부모가 모든 것을 예상하고 결정하고 준비한다면 그 자녀는 적응을 돕는 어떠한 자원도 모색하지 않을 것이기 때문이다. 그리고 불편함이나 욕구 불만, 또는 인생을 살면서 맞닥뜨리는 크고 작은 역경들을 이겨내려는 노력을 할 필요도 없어진다. 더군다나 이상적인 가정에서는 바이러스는 물론 세균 하나 없이 모든 게 깨끗해야 하는데, 이는 존재하지 않는 세상이다.

언젠가 아이가 성인이 되면 집을 떠나 독립할 것이다. 그랑제콜Grandes Écoles(일반 공립대학교와는 다른, 소수의 고급 기술인을 교육시키는 엘리트 양성 기관_편집자)에 들어간다 해도 거기서부터 문제가 생기기 시작한다. 이제 막 성인이 된, 야망으로 가득 찬 이 가여운 아이는 세상을 쟁취하기 위해 발걸음을 내딛지만 얼마 가지 않아 발걸음을 멈출 확률이 크다. 그의 완벽한 이상이 유해로 발견될 것이기 때문이다. 아이는 자신에게서 몇 미터 떨어진 곳에서 이상의 시신을 발견할 것이다. 왜냐하면 '완벽'을 제외한 모든 것을 갖춘 이 현실에서 살아남을 수 있는 확률이 전혀 없기 때문이다. 먼저 생물학적인 관점에서 볼 때 그동안 부모의 지나친 배려 때문에 아이의 면역체계는 전혀 자극을 받을 기회가 없었다. 모든 상황으로부터 보호받아온 유기체는 바이러스에도 세균에도 적응할 준비가 조금도 안 되어 있을 것이다. 그렇기에 부모를 떠날 준비를 마치고 이상적인 삶을 찾아 발을 떼는 순간 이미 그 인생은 죽은 목숨이다. 그들의 유기체는 내·외부 병원체의 공격을 겪어낼 기회가 없었기 때문이다. 심리적인 관점에서 보면, 이 불행한 아이들이 어찌 운이 좋아 바이러스와 질병을 이겨냈다고 해도 이번에는 사회적 환경에 대한 심리적 본성의 역량이 요구되는 상황을 맞닥뜨려야 한다. 타인과의 상호작용과 분쟁, 거부, 폭력, 욕구 불만, 사실상 타인과의 관계가 필요한 모든 일 등 이 아이들은 전혀 경험해보지 않은 상황들 말이다. 결국 바이러스와 질병을 비켜 간다고 해도 바로 이어지는 고립과 우울, 심하게는 자살이 그들 앞을 가로막을 것이다.

결국 이상적인 부모라는 건 어느 누구도 바라서는 안 되는 악몽이다. 사실상 모든 적응 과정과 반대되는 요소들로 구성되어 있기 때문이다. 적응과 조정 과정이야말로 인간이라는 존재를 특징짓는 요소다. 왜냐하면 우리 유기체를 이루는 신체와 뇌는 아득한 옛날부터 '적응'이라는 단 한 가지 목적을 위해 기능했기 때문이다. 이게 인류에게 진리라면, 개인에게도 진리다. 외부환경에 대한 보호가 도를 넘으면 필연적으로 삶이 우리에게 부과하거나 앞으로 부과할 어려움들을 해결하지 못할 위험이 있고, 이는 심리적 퇴행과도 같다. 반대로, 끊임없이 맞닥뜨리고 이겨내야 하는 고난과 역경으로 가득한 환경도 이상적이지는 않다. 어떻든 간에 몇몇 특별한 경우를 제외하고 과도한 보호는 적응력을 죽이기 마련이고, 이는 대개 불행으로 이어진다.

해리 포터 콤플렉스, 감춰진 아동학대

디즈니 스튜디오조차 여태껏 이상적인 가족을 소재로 한 영화를 만든 적이 없다. 반면 《백설공주》부터 《인어 공주》, 《잠자는 숲속의 공주》까지 힘든 인생을 산 주인공들의 삶을 다룬 이야기는 셀 수 없을 정도로 많다. J.K. 롤링이 만든 세상에서 가장 유명한 아이 '해리 포터' 또한 유명세를 톡톡히 '치러야' 했다.

해리 포터의 방을 떠올려보자. 해리 포터의 방은 여기저기 거미로 가득한 계단 밑 벽장으로, 종종 문을 걸어 잠근 채 주인공을 가둬놓는 공간으로 쓰인다. 창문에는 삼촌이 설치한 창살이 달려 있고, 방문에는 구멍이 나 있는데 그 구멍으로 주인공의 밥이 들어오곤 한다. 사촌 두들리 더즐리는 자기 기분에 따라 해리 포터를 샌드백 취급한다. 해리 포터를 하찮게 여기는 사람들은 그가 존재할 수 있는 권리를 아예 거부했고, 더즐리 가족에게 '중요한' 손님이 집을 방문할 때면 해리 포터는 자기 방에서 꼼짝 말고 있어야 했다. 마치 그 곳에 없는 사람처럼 말이다. 이것도 기억하는가? 더즐리 가족은 해리 포터를 '행실 나쁜 난쟁이', '거짓말쟁이', '짐짝 같은 존재'라고 불렀다는 걸 말이다.

이는 바로 우리가 영웅으로 기억하는 한 소년의 이야기다. 이 소년의 어린 시절은 꽤 불행했다. 분명 실제보다 더 사실적인 상상의 세계에 사는 마법사 영웅 해리 포터는 결국 트라우마를 입은 아이는 아니었을까? 이 '트라우마성 이야기'에서 꼭 기억해야 할 것은 우리의 어린 영웅이 아주 어렸을 때 부모를 갑자기 잃고 사악한 위탁 가정에 보내졌다는 것이다. 그리고 이런 모든 상황이 결국에는 믿기 어려운 모든 것을 해리 포터가 받아들이게 되는 상상의 출발점이었는지 모른다. 등장인물들과 마찬가지로 독자들

역시 잔인하고 폭력적인 현실(어린 시절 학대와 정신적 트라우마)을 인지하는 대신 마법에 걸린 황홀한 세계에 빠져들었고, 해리 포터의 진짜 상황이 어땠는지는 슬며시 가려졌다.

호그와트 마법 학교의 어느 누구도 해리 포터를 학대받은 아이라고 생각하지 않는다. 오히려 그 반대다. 수많은 아이들이 자신과 해리 포터를 '동일시'하거나 해리 포터처럼 되고 싶어 하며, 해리 포터처럼 그리핀도르 기숙사에서 살고 싶어 한다는 점에서 알 수 있다. 이 모든 상황은 받아들이기 힘든 현실을 재구성하고 완화할 수 있는 우리의 능력을 잘 보여준다.

할 수만 있다면 우리도 해리 포터처럼 마법으로 인생의 역경과 고난을 피하고 싶을 것이다. 전 세계 사람들이 이렇게나 이 캐릭터에 몰두해 있다는 것은 우리의 어린 시절이 얼마나 무궁무진한 이야기를 만들어낼 수 있는지를 잘 보여준다. 우리가 무언가를 다시 떠올릴 때 사실 우리는 이야기를 만들어내는 것이다. 가끔은 실제 삶과는 동떨어진, 전혀 믿을 수 없는 이야기조차 말이다. 이야기가 계속 존재하도록 하기 위해 우리는 이야기를 잊기도 하고 바꾸기도 하고, 다른 요소들을 추가하기도 하고 사실을 감추기도 한다. 우리가 기억하는 이야기는 결국 우리가 수용하고 용납할 수 있도록 우리가 각색한 이야기인 것이다.

해리 포터를 망상에 갇혀 편집증과 조현병을 암시하는 상상

속에서 살아가는 트라우마를 입은 소년으로 간주할 수도 있다. 하지만 해리 포터는 사람들의 상상 속에서 '악'에 반항하고, 놀라운 마법 능력을 지닌 영웅으로 여겨지며 앞으로도 계속 그럴 것이다. 해리 포터의 아픈 현실을 뿌옇게 만들어 그를 영웅으로 바라볼 수 있다면, 삶을 더 잘 헤쳐 나가기 위해 우리 자신에게도 이와 비슷한 과정을 적용할 수 있다.

우리는 자신의 삶을 대하는 방식으로 해리 포터의 삶을 대할 수 있다. 비교적 순탄한 인생을 산 사람들도 피할 수 없는 어려운 순간들, 더 나아가 트라우마성 사건들로 점철된 시기가 있었다. 다시 말하면, 우리 모두는 인생을 살면서 부대끼는 경험을 한다. 그 경험이 누군가에게는 사소하고 평범한 소란이고, 누군가에게는 끔찍한 지옥이다. 소란과 지옥, 이 둘을 비교하는 건 불가능하다. 둘 사이에 공통적으로 나타나는 증상이 있다고 해도 말이다.

학대라는 거짓말

지그문트 프로이트의 업적 중 하나는 여성 환자들의 정신 질환과 그 환자들이 인생에서 겪은 정신적 트라우마의 관계를 최초로 정립한 것이다. 초기 연구부터 성적 트라우마 문제를 직면했던 그는 심적 트라우마가 순전히 심적인 요인에 의해서 발현될 수 있다고 주장했다. 그의 주장에 따르면 폭력적인 사건, 구체적으로 성폭력 경험은 19세기 말에 유행했던 히스테리 신경증의 주요 원인이었다. 그런데 놀랍게도, 프로이트는 환자들의 삶에서 성적 학대 정황들이 계속 등장하는 것을 목격했음에도 1897년에 자신의 입장을 완전히 바꾸었다. 프로이트가 '모든 건 환상에 불과하며 그 당시 여성 환자들이 말한 어린 시절의 성적 학대는 모두 거짓'이라고 받아들인 것이다. 프로이트는 틀림없이 환자들의 상상이라고 봤다. 그 이후로 프로이트와 그의 뒤를 잇는 정신분석학자들은 환자들의 말을 절대 믿지 않았다.

그렇게 20세기에는 어린이, 청소년, 성인이 어린 시절에 겪은 불행과 성적 학대를 '명백한 상상'이라 치부하는 정신과 의사들에게 마음을 터놓는 슬픈 희극의 무대가 펼쳐졌다. 당시 학자들은 환자들 상상의 원인이 결국 그런 말을 하는 사람들의 무의식적 욕구에 있다고 보았다. 학대를 받은 것도 모자라 그들의 이야기를 듣고 그들을 치료해야 할 존재가 환자가 하는 이야기를 전혀 믿지 않으니 결국 환자에게는 이중처벌이 가해진 것이나 다름없었다. 이러한 어처구니없는 입장을 기반으로 한 정신분석학이 성폭력, 특히 어린 시절 겪었던 성폭력의 위협성을 소위 무의식이라는 그늘에 은폐하는 데 어떤 기여를 했을지 짐작이 간다. 앨리스 밀러Alice Miller는 자신의 책 《공포 속의 아이L'Enfant sous terreur》*에서 "이러한 관점은 어린 시절에 성적 트라우마와 신체적 트라우마를 겪은 사람들에게 도움을 줄 수 없다."고 주장해 당시의 유수한 정신분석학자들을 노하게 했다.

"유아기에 가장 잔인한 교육을 받아야 했던 환자의 공포를, 유아기의 현실은 제대로 보지 않은 채 단순히 무의식적 욕구에 대한 보호 때문이라고 설명할 수 있을까?"

정신분석학은 트라우마성 사건을 경험한 피해자가 공포와 증오, 무력감이라는 감정들에 접근하는 것을 방해하는 '족쇄'라고 앨리스 밀러는 비난한다. 정신분석학자들에 대한 앨리스 밀러의 가장 당연하고도 끔찍한 비난은 정신분석학자들을 그녀가 '검은 교육pédagogie noire'이라 부르는 개념(필요하면 폭력의 사용을 허락하면서 아이가 어른의 의사에 복종하고, 아동에 대한 어른의 학대와 성적 학대에 침묵하는 데 복종할 것을 아이에게 강요하는 교육)에 동참하는 공모자로 간주한 것이다. 그녀는 이렇게 말한다.

"그들(정신분석학자들)이 명백한 학대를 은폐하고 부정하는 이론들을 방어하는 한 자신의 환자는 물론이고 대중의 인식 과정을 방해한다. 이는 우리 모두에게 직접적으로 영향을 주는 집단 억압

* Alice Miller (1986), 《공포 속의 아이. 어른의 무관심과 그에 대한 대가 L'Enfant sous terreur. L'ignorance de l'adulte et son prix》, Aubier

을 야기한다."

프로이트의 이론적 입장이 학계와 사회에 어떤 결과를 초래했는지는 쉽게 알 수 있다. 사실 우리는 지난 수년간 피해자의 이야기를 '중요하지 않으며, 비상식적이고, 심하게는 잘못된 생각이고, 근거 없는 주장'이라고 간주해왔다. 특히 아이의 말이라면 더 무시하고, 피해자의 말을 부정하지 않았던가. 사회 전체가 그렇게 흘러갔다. 가정에서도 기관에서도 그렇게 내버려두었다. 허용되지 않고 상상할 수조차 없는 그런 최악의 상황이 현실에서 일어나는 건 도저히 있을 수 없는 일이라고 규정짓는 사회가 말이다. 그리고 2022년, 우리 사회에서는 다른 형태의 움직임이 생겨났다. 바로 #MeToo*, #BalanceTonPorc…와 같은 운동이 아주 합당한 주장과 함께 등장한 것이다. 이후 피해자들의 주장을 최대한 수렴하고 가장 취약한 계층인 유아와 청소년, 여성에게 용서할 수 없는 일을 감행한 이들을 최대한 포괄적으로 고발하는 시도가 펼쳐졌다.

- #MeToo 운동은 2006년 아프리카계 미국인 시민운동가인 타라나 버크Tarana Burke가 창시한 운동으로 하비 와인스타인Harvey Weinstein 성범죄 파문을 계기로 2017년 10월에 본격적으로 사회관계망에서 퍼져 나갔다. 배우 알리사 밀라노Alyssa Milano가 '미투 해시태그#MeToo'를 붙여 성폭력 피해를 고발하자고 제안하면서 세계적으로 사회적·정치적 혁명을 일으켰으며, 성폭력 피해 사실을 고발하는 여성들의 주장에 힘을 실어주었다. 성폭력범의 미처벌에 대한 인식을 바꾸고 기존 페미니즘의 가치를 흔드는 계기를 마련했다.

트라우마의 개념

트라우마를 뜻하는 프랑스어 'traumatisme'은 '상처'라는 의미를 지닌 그리스어 'τραυμα'에서 유래된 말이다. 의학에서 트라우마는 다소 중요하거나 심각한 정도의 단일 또는 복수의 상처가 단일 또는 복수의 신체 부위에 생기는 것을 말한다. 이 상처들은 '외부 요인으로 인한 물리적 충격'에서 오는 직접적인 결과물이다. 세계보건기구WHO에 따르면, '트라우마는 인간의 허용범위 한계 수준을 초과하는 양과 비율로 신체와 함께 상호작용하는 역학적 에너지와 열에너지, 전기에너지, 화학적 요인, 이온화 방사선과 같은 요인에 심각히 노출되면서 발생한다. 어떤 경우(예를 들면 익사나 결빙)에는 산소나 열 같은 필수 성분이 갑작스레 결핍되면서 트라우마가 오기도 한다.'

길을 건너거나 자전거나 킥보드를 타고 가다가 자동차에 부딪히면 다리나 머리에 타박상이나 상처를 입을 수 있다. 이때 자동차가 유발한 과격한 충격은 트라우마성 사건이 된다. 멍이나 어혈, 골절, 다양한 신경 합병증 등으로 발현되는 트라우마의 원인인 생리적 혹은 생물학적 메커니즘은 트라우마화 과정 혹은 트라우마 과정으로 간주될 수 있다. '심적' 트라우마는 (이를 겪은 환자 관점에서 볼 때) 심리적인 충격에 관한 것으로, 한 사람 또는 한 그

룹의 사람들이 사망을 경험하거나 목숨을 위협받고 이로 인해 심한 상처를 입거나 위기에 처하고, 성폭력 또는 성폭력 위험에 노출되는 등의 문제가 일회성 또는 반복적으로 일어나는 상황을 일컫는다.

전문가(심리학자나 정신과 의사)든 아니든 심적 트라우마에 대해서는 모두들 어느 정도 명확하게 인지하고 있는 것처럼 보인다. 심적 트라우마의 정확한 의미는 확실히 모른 채로 일상에서 이 단어를 사용할 정도이니 말이다. 안타깝게도 많은 사람이 2001년 9월 11일 미국에서 벌어진 테러 사건이나 프랑스에서 2010년대부터 계속되고 있는 테러 사건들로 생긴 심적 트라우마를 각자의 방식으로 이해하게 되었다.

〈람보〉 같은 미국의 전쟁 영화를 비롯해 1980년대 미국 드라마들, 예를 들어 〈매그넘 P.I.〉 같은 영상들은 베트남전쟁의 트라우마를 드러냈다. 극중에 등장하는 주인공들은 나라를 위해 전쟁에서 싸우고 사회로 돌아왔을 때, 모두 약속이나 한 듯 각자 다른 방식으로 불가피하게 다시 전쟁의 순간으로 돌아가야만 했다. 그들은 자신이 전쟁의 당사자나 피해자였던 중요한 순간들이 다시 떠오르는 고통을 호소했다. 이 영화들로 대중은 심적 트라우마와 같은 개념들에 더 친숙해졌다. 그리고 트라우마의 주인공들이 과거에 갇혀 헤어 나오지 못하고 자신이 통제하고 부정할 수 없는 감정들 때문에 제정신으로 살아가기 힘들 수 있다는 점을 이해하게 되었다. 전쟁의 트라우마적 기억은 그들이 전쟁터에서 겪은 것처럼 보이는 다양한 장면들로 구체화된다.

전쟁에서 돌아온 그들의 육체는 현재를 살고 있지만 그들의 생각과 정신은, 정확히 말하자면 그들의 기억 중 일부는 여전히 과거의 노예다. 하지만 전쟁에 대한 두려움과 공포가 되살아나는 건 바로 지금이다. 베트남전쟁을 치르고 돌아온 지 30년이 흘러 침대에 누워 있는 전쟁 영웅 존 람보의 모습을 기억할 것이다. 평생을 따라다닌 나쁜 기억들 앞에서 꼼짝 못 하고 겁에 질린 모습의 그는 현재와 동떨어진 세계를 사는 것처럼 보인다. 마치 과거의 그 장면을 재연하는 것처럼 말이다. 이게 바로 오늘날 우리가 아는 트라우마의 결과로, '트라우마성 신경증' 또는 지금은 '외상 후 스트레스 장애Post Traumatic Stress Disorder, PTSD'라 불린다. 이 심적 트라우마는 미국 영화와 드라마에서 주인공들, 특히 참전 용사들이 이 질환으로 고통받으면서 세계적으로 알려졌다. 이 질환은 정신병리학과 현대 정신의학 덕분에 대중에게 더 알려졌으며, 언론에서는 기사와 방송으로 이 질환을 흔히 다루고 있다.

현재의 삶에서 과거의 사건이 다시 벌어지는 것처럼 과거에 있었던 부정적인 기억이 재연되는 침투적인 사고 때문에 피해자들은 트라우마를 처음 경험했을 때와 유사한 정신적 감정을 자신의 내면에서 발산한다. 그래서 트라우마를 경험하고 수년이 지난 후에도 두려움과 공포, 무력감, 죽음이 눈앞에 있는 것 같은 감정을 동일한 강도로 다시 느낀다. 현재를 살지만 여전히 과거에서 사는 것이다. 심적 트라우마는 대부분의 기억처럼 우리의 의지와 욕구에 따라 떠올릴 수 있는, 과거에 자리 잡고 있는 특정 사건이 아니다. 정확히 말하면 오히려 정반대다. 트라우마적 기억은 순식간에 의식의 통제를 벗어날 수 있다는 특징이 있다. 마치 우리 기억 속에서 이리저리 옮겨 다니는 '이물질'과도 같아서 트라우마성 사건이 일어나고 수일, 수주, 심하게는 수년이 지난 후에도 예상하지 못한 순간에 들이닥쳐 우리의 의지와는 상관없이 불쑥 떠오르곤 한다.

트라우마의 원인은 모두 다르다

오랫동안 우리는 우리 자신이 죽음에 직면하는 순간 심적 트라우마가 생길 가능성이 크다고 생각해왔다. 전쟁이나 테러, 고문, 살해 위협, 자연재해처럼 아주 큰 사건을 겪어야만 심적 트라우마를 언급할 수 있다고 생각했다. 시대에 뒤처진 이런 생각 때문에 실제로 심적 트라우마를 입은 많은 사람이 심적 트라우마의 엄밀한 정의를 충족시키지 못한다는 이유로 정확한 진단을 받지 못했다.

이러한 정의는 언어폭력, 신체 위협, 교통사고, 심지어 난산처럼 일상에서 겪는 어려움 때문에 생긴 심적 트라우마의 징후 및 증상을 호소하는 현실을 전혀 반영하지 못한다. 이런 상황이 반드시 목숨까지 위협하는 건 아니지만, 피해자들에게 치유가 어렵고 마음을 어지럽히는 심리적 흔적을 남긴다. 심리학적인 일들은 의학적 측면에서 바라보는 것보다 더 복잡하게 발현될 수 있으므로 심리학적인 일을 의학적으로 바라보는 것은 크나큰 실수를 유발할 수 있다.

먼저 알아야 할 점은 트라우마의 잠재성이 있는 사건들이 복잡하고 다양하다는 것이다. 그래서 그런 사건들을 모두 하나의 범주로 묶는 것은 불가능하다. 예를 들어 강간이나 전쟁 같은 몇몇 사건들이 트라우마가 될 잠재성이 있다고 동의하는 연구원들도 있지만, 어느 개인에게서 '선험적으로' 트라우마의 유무를 판단하기란 쉽지 않다. 인생에서 겪은 각기 다른 사건들이 남긴 심리적 흔적들의 경우, 누가 정확하게 트라우마의 유무를 판단해줄 수 있을까? 어떤 사건은 트라우마적 영향이 미치지 않고, 어떤 사건은 사건의 심각성 때문에 트라우마성 사건으로 인정되고 식별되고 중시되어야 한다고 누가 단언할 수 있을까? 어느 누구도 확실히 말할 수 없고(이데올로기적 이유가 아니라면) 그런 질문에 자신만만하게 대답할 수 없을 것이다. 왜냐하면 트라우마 자체가 사건들 속에 자리 잡고 있는 것이 아니기 때문이다. 그렇기 때문에 트라우마성 사건들에 대해 말하는 대신 '트라우마화 과정'에 관여된 주제의 특징에 따라 나타날 수 있는, 트라우마의 잠재성이 있는 중요한 사건들에 대해 말하는 것이 적절하다.

앞서 나는 일부러 이데올로기적인 상황을 언급했다. 그렇게 한 것은 어떤 사건들은 아주 중요하게 다루고 반대로 어떤 사건들은 과소평가하고 심하게는 부정하면서 트라우마를 입은 피해자들의 고통을 무시하고 특정 사건들에만 치료가 이루어지는 행태를 고발하기 위해서다. 예를 들어 고기를 먹는 것이 개인에게 심리적 흔적을 남길 수 있는 사건이라고 어느 누가 예상할 수 있을까? 엉뚱해 보이는 이 생각은 웃음을 짓게 하는 것도 모자라 실소를 터뜨리게 한다. 그런데 이는 중국 당국이 채식주의자인 티베트 승려들에게 동물을 살생하고 그것을 요리해서 섭취하도록 강요하는 고문 방법 중 하나다. 승려들에게 이는 규칙을 어기는 행위이자 명백한 문화적 금기로 간주되는데, 마치 우리가 인육을 먹는 것에 버금가는 행위다.

다른 분야로 예를 들어보자. 에릭 비네Éric Binet는 영유아들에게 울지 말라고 하는 것이 아이에게 트라우마를 입힐 수 있는 행동임을 밝혀냈다. 울지 못하게 강제하면 아이는 괴로움을 느껴 자신의 감정을 조절하는 능력이 줄어들 수 있다는 것이다. 그런데 지금까지도 우리 사회에는 아이가 우는 것은 화가 났거나 떼를 쓰는 것이라는 인식이 자리 잡고 있다. 하지만 한 연구에 따르면, 아이들의 울음은 자신의 의지나 제어를 벗어나 작용하는 복잡한 신경생리학 회로와 관련이 있다고 한다. 게다가 우리가 태어났을 시절부터, 구체적으로는 자궁 속에서 28주부터 울 수 있다는 사실만 봐도 영유아의 울음이 투정만은 아님을 알 수 있다. 우는 것은 슬픔의 메시지이자 고통의 호소이다. 우는 사람의 감정에 따라 눈물의 구성 성분이 다르다는 사실을 밝힌 연구도 있다. 가령 스트레스로 인한 눈물은 특정 스트레스 호르몬이 포함되어 있어 식별이 가능하다.

울음은 우리의 감정을 조절하고 일종의 항상성*을 유지하도록 돕는 데 기여하여 결과적으로 건강에 기여한다. 아이들에게 울음은 교감을 유지하고 애착 형성 과정을 강화하는 효과가 있다. 외로움 때문에 울거나 원하는 반응이 오지 않아 눈물을 흘리게 되면 소외감이라는 감정이 유발되어 트라우마적 영향이 나타나지만, 공감적·정서적 감정 교류의 문맥에서 나오는 울음은 아이의 성장에 도움을 준다.

* 항상성은 체내 환경을 비교적 안정된 상태로 유지하려는 신체 현상이다.

그런데 아이가 울면 어른들은 어떻게 하는가? 아이들의 울음이 감정적인 요소라는 사실을 안다면 "울지 마.", "진정해."라고 말하는 어른들을 보고 놀랄 수밖에 없다. 문제는 아이들의 울음 자체가 아니라 어른인 우리에게 울음이 주는 영향이다. 우리는 왜 부드러운 방법으로든 조금 더 공격적인 방법으로든 서둘러 아이의 울음을 그치게 하려고 할까? 우는 이유는 전혀 이해하지 않은 채 말이다. 유아의 뇌는 자신을 다스리기에는 신경계가 미숙한 상태이다. 오늘날 우리는 어른이 이런 유아 뇌의 연장선 역할을 한다는 것을 알고 있다. 그래서 아이가 울 때 어른이 조정해주지 않으면 아이는 스트레스와 불안감으로 인한 외로움과 소외감이라는 트라우마적 상황에 직면하게 된다. 즉 성장 중인 아이의 뇌에서 자신은 혼자이고, 약하며, 시련을 이겨낼 수 없다는 생각을 내면화한다. 이런 상황이 반복되면 아이는 우는 대신 감정을 억제하기 위해서 자기조절 메커니즘을 만들어낸다.

이런 점을 고려해볼 때, 문화적으로 심각하고 중요해 보이는 정도에 따라 트라우마성 사건들이 나타난다는 것을 알 수 있다. 우리가 일상적으로 겪는 울음을 제한하는 일조차 영아, 더 나아가 유아, 그리고 성인이 된 후의 감정 균형을 혼란에 빠뜨리는 트라우마 잠재성을 갖고 있다고 말할 수 있다.

가해자의 관점을 수용하는 사회

개인이나 개인이 모인 집단, 또는 사회가 트라우마를 입었는지 아닌지, 괴로운지 아닌지를 어떻게 판단할지 고민해봐야 한다. 어떤 심리적 고통은 '수락할 수 있는', '정당한', '신뢰성 있는' 것으로 판단하고, 어떤 고통은 '다소 그렇다.'나 '전혀 그렇지 않다.'로 분류하는 방식은 끔찍한 결과를 초래할 수 있다.

넓은 의미에서는 정신적 상처를 식별하는 방식이 사회적으로는 괄목할 만하게 발전했다. 하지만 여전히 특정 트라우마성 사건들이 다른 사건들보다 더 인정되고 있는 것이 사실이다. 교통사고와 폭행, 절도가 피해자의 심리 상태에 영향을 미친다고 인정되기까지는 꽤 시간이 걸렸다. 여성을 향한 폭력에 대해서는 아직도 갈 길이 멀다. 초야권, 성희롱, 강간, 심지어 대학교나 회사 내 성폭력은 아직도 어느 정도 용인되거나 묵인되고 있으며, 사회에서 대중의 합의를 이끌어내지 못하고 있다.

피해자로 인정받기 위해서는 아직도 갈 길이 멀고, 오랜 싸움을 예상해야 한다. 사회는 피해자의 말을 합리화하거나 완화하고 상대화하기 위한 수많은 변명을 찾으며 이중적인 태도로 일관하고 있다.

"그 여자가 강간을 당한 건 행실이 바르지 못해서야.", "성희롱을 당하고도 몇 년 동안 침묵한 건 여자도 동의했기 때문이야. 그게 아니면 상대방을 정말로 좋아했다는 뜻이지."

이런 말들은 당연히 비난 받을 일을 저지른 자의 관점을 우리도 모르는 사이에 우리가 받아들이도록 만든다. 자신들이 겪은 일에 대해 하소연하는 젊은 여성이나 여학생을 둘러싼 문제를 바라볼 때 우리는 흔히 가해자나 강간범의 관점을 수용한다. 피해자에게서 그런 사건이 벌어진 이유를 찾으려 하는 경우가 그렇다. 피해자의 행동, 옷차림, 침묵을 지킨 이유, 피해자의 심리적·정서적 취약성, 피해자의 잠재적 동의 등을 따지는 것 말이다.

하지만 정황이나 상황이 어떻든 사람이라면 다른 사람을 착취해서는 안 되며, 그 누구도 원하면 마음대로 사용할 수 있는 물건 취급을 받아서도 안 된다. 누군가에게 해를 끼치려는 자는 피해자를 자신의 소유물처럼 여긴다. 왜냐하면 가해자는 피해자를 대할 때 정당화할 수 없는 자신의 충동과 욕망을 물리적으로 실현할 대상으로 여기기 때문이다. 자신이 저지른 일을 도무지 일어날 수 없는 일이라고 생각해서 피해자에게서 원인을 찾는 것이다. 정황이나 상황이 어떻든 폭력은 정당화될 수 없기 때문이다. 하지만 인간이 그런 일을 저지를 수 있다는 것을 이해한다고 해서 범죄의 심각성과 그 범죄의 영향이 완화되는 것은 아니다.

2장   어린 시절의 트라우마

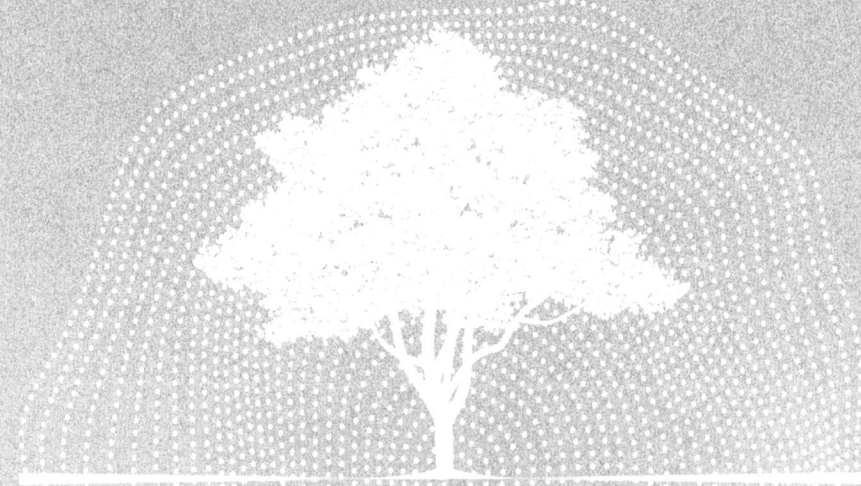

"아이가 타인들 속에서, 특히 자신을 사랑하고
자신에게 중요한 사람이라고 생각하는 사람들 속에서
혼자가 된 느낌을 갖는 것보다 최악은 없다."

우리가 처음으로 경험하는 트라우마 중 하나는 단연코 사랑받지 못한다는 느낌이다. 아이를 만드는 건 상대적으로 쉽다. 자연은 여전히 완벽에 가깝고, 모든 것이 꽤 순조롭게 잘 돌아간다. 아득한 옛날부터 난자와 정자가 만나면 임신이 되고 출산으로 이어졌다.

대부분 문제는 부모가 아이를 고려할 때부터 시작되는데, 특히 예상하지 못한 임신이라면 더욱 그렇다. 사실 한 인간을 맞이하는 일에 무심해서는 안 된다. 충분히 주의를 기울이지 않으면 자칫 이 신생아에게 평생 심리적으로, 심하게는 신체적으로 영향을 줄 수 있다. 어린아이들은, 특히 태아는 아무것도 기억하지 못할 것이라고 생각한다면 큰 오산이다. 어른들이 기억하는 방식과는 다를지 모르나 아이는 당신이 한 모든 나쁜 짓을 기억할 것이다. 2003년, 한 연구를 통해 '조기 트라우마의 기억'이 존재하며,

24개월 이전에 트라우마성 사건에 노출된 아이들도 그 사건을 기억한다는 사실이 입증된 바 있다.•

모든 게 어딘가에는 저장된다

연구원들을 포함해 많은 사람이 이치에서 벗어난다고 말하던 문제가 결국 과학적인 사실로 입증되었다. 뇌는 우리가 출생하기 훨씬 이전부터 받아들이는 모든 정보를 기억으로 저장하는 기록 상자라는 사실이다. 그래서 우리는 임신이라는 모험을 시작할 때부터 아이가 자라게 될 환경에 특별한 관심을 기울여야 한다. 아이를 뱃속에 품은 임산부, 갓 태어난 신생아, 태어난 지 겨우 몇 개월 된 아기 모두를 말이다. 물상과학 분야에서 앙투안 라부아지에Antoine Lavoisier가 "아무것도 잃지 않는다. 아무것도 새로 만들어지지 않는다. 모든 게 변화할 뿐이다."라고 했는데, 인간의 기억과 추억에 관해서는 "아무것도 잃지 않는다. 모든 게 어딘가에는 저장된다."라고 할 수 있다. 물론 기억화가 어떤 과정을 거쳐 이루어지는지, 특히 한참 뇌가 발달하는 태아기와 출생 후 초기 몇 년 동

• J. Paley & J. Alpert (2003),《Memory of infant trauma》, Psychoanalytic Psychology, 20(2), 329-347

안의 기억화 과정에 대해 아직 더 이해해야 하지만 이 분야에 대한 연구는 진보하는 중이다.

'무의식'에 대해 말하고 싶다면 그 욕구를 조금 누르는 게 좋다. 심리학, 특히 정신분석의 전성기를 만들었던 이 개념은 100년이 넘도록 재밋거리로 회자되는 무질서한 온갖 이야기로 변모했고, 이 별의별 이야기의 중심에는 항상 '무의식'이 등장했기 때문이다. 한때는 어딜 가나 무의식 이야기로 가득했다. 우리가 접근 가능한 다른 설명적 현상이 없고, 특히 기억화가 어떻게 이뤄지는지에 대한 지식과 몇몇 인지 과정(또는 뇌의 정보처리)에 대한 이해가 충분하지 못했다는 이유로 우리는 무의식을 쉽게 이야기했다. 처음 무의식이라는 개념을 소개한 사람을 프로이트로 잘못 알고 있는데, 무의식은 예수에 의해 처음 소개되었다*. 예수는 십자가에 못 박히자마자 마지막 의식 상태에서 용서할 수 없는 일을 정당화했다. 의식과는 거리가 먼 악의 세력이 그의 사형 집행인들을 지배하는 것처럼 보였고 예수는 자신에게 가해진 폭력에 너무 놀라 꼼짝 않고 그 자리에 못 박혀 정신분석학적 언어에 가까운 문장으로 말했다.

"아버지여, 그들을 사하여 주옵소서. 그들은 자기들이 무엇을

- 《성경La Sainte Bible》, Louis Second 옮김, 누가복음 23:34

하고 있는지를 알지 못하나이다!"

앞서 언급했던 연구에 대해 살펴보자. 성서를 읽어본 적이 없고, 그래서 무의식에 대해 몰랐을 연구원들은 생후 2년 동안 힘든 사건들에 노출된 아이들에게서 수년 후에 일종의 초기 심적 트라우마에서 보이는 행동들이 관찰된다는 점에 주목했다. 특히 놀이를 통하거나 아이가 과거에 직면했던 상황과 비슷한 상황에 놓일 때 아이들이 두려움을 느끼는 것으로 보였다. 아이가 과거에 경험했던 트라우마적 순간과 관련 있는 행동과 사고 조각들이 '재연', '재연출'되는 셈이다.

언어로 표출되지는 않더라도 아주 이른 시기에 있었던 트라우마성 사건에 대한 기억은 어른의 기억과 마찬가지로 뇌 어딘가에 흔적을 남긴다. 결국 우리가 겪은 모든 것이 흔적을 남겨서 우리의 뇌를 형성한다.

심지어 임신 기간 중에도

임신 기간 동안 받은 스트레스는 태아의 뇌 발달에도 부정적인 영향을 끼친다. 여기서 주의할 것이 있다. 태아나 신생아, 영유아의 뇌를 어른의 뇌와 비교해서는 안 된다는 점이다. 수많은 연구원들이 수십 년 동안 아이의 뇌를 어른의 뇌와 비교하는 실수를 해왔는데, 아이들을 그저 몸집이 작은 성인으로 생각하면 안 된다.

뇌는 보이는 것처럼 그렇게 단순하지 않다. 발달의 측면을 넘어 태아와 유아, 어른 간에 큰 차이가 있음을 인정해야 한다. '언어에 대한 접근'이 대표적이다. 정말 특별한 점인데, 언어의 숙달은 기억을 특정 방식으로 구성하도록 하기 때문이다. 즉 언어 없는 기억은 있을 수 없다! 예를 들어보자. 인생에서 일어나는 각각의 사건을 워드 파일 형태로 컴퓨터에 저장한다고 생각해보자. 그런데 문자의 숙달(언어의 숙달)이 아직 가능하지 않을 경우, 그 특정 순간에 대한 추억을 서술 형식으로 추가할 수 없다. 하지만 이것도 반만 맞는 말이다. 워드 파일에 글자가 없긴 하지만 그래도 컴퓨터에는 흔적이 남는다. 그 빈 파일조차 컴퓨터 메모리 안에 흔적을 남긴다는 사실은 IT 전문가들이 증명해줄 수 있다. 그러니까 내용이 없다고 해도 그 텍스트 문서는 명백히 존재한다. 게다가 이 파일들은 우리의 언어적 기억으로는 해독 불가능하고 복잡한 컴퓨터 코드로 구성되어 있지만, IT 전문가들은 어떤 프로그램들을 통해서 파일이 만들어진 조건들에 대한 많은 정보를 '말하도록' 할 수도 있다.

기계와의 비교는 이것으로 끝이다. 종종 몇몇 상황에서 인간보다 뛰어난 컴퓨터의 역량에 감탄한다고 해도, 우리의 뇌는 가장 복잡한 컴퓨터보다 훨씬 더 정교하다. 그래서 아이의 기억은 태아 적이나 갓난아기, 유아였을 적에 주변 사람들의 태도에 의해 영향을 받을 뿐만 아니라, 신체적 감각을 느끼거나 가까운 사람들에게 생긴 사건들의 '여파'를, 가끔은 '충격'을 받기도 한다.

이렇게 우리는 말을 하기도 전인 어린 시절에 이미 뿌리내린 문제들에 직면하게 된다. 이런 기억들은 의식적인 기억의 형성과 거리가 멀기 때문에 '암묵적' 기억으로 남는다. '명시적' 기억은 말 그대로 명확히 진술할 수 있는 기억이다. 자신의 직업을 설명하거나, 자신이 훌륭한 부모 또는 그렇지 못한 부모 밑에서 자란 것을 행운이나 불운이라고 설명하거나, 어린 시절의 추억을 회상하는 데 동원하는 기억이다. 그래서 명시적 기억은 언어와 관계가 있다. 간단히 테스트를 해보자. 당신이 걷거나 말하거나 글을 읽고 수를 세는 법을 어떻게 배웠는지 기억하는가? 기억해내기가 쉽지 않을 것이다. 이게 바로 암묵적 기억이다. 구체적인 회상이 어려운 무언가에 대한 기억 말이다. 하지만 이 기억은 확실히 존재한다. 이는 이 기억에 관한 경험을 한 시점에 당신이 혼수상태에 빠져 있지 않았으며, 단지 지금 기억을 못 할 뿐이라는 뜻이다.

그러니 아무것도 잃지 않는다. 모든 게 저장된다. 영원히! 임신 말기가 되면 마치 태아가 암묵적 기억을 갖고 있는 것처럼 보인다. 이 암묵적 기억은 어딘가에 저장되는데 스트레스와 연관 있는 부정적인 기억이라면 흔적이 남을 것이다. 이 흔적은 진상이 밝혀지지 않은 '미해결 사건'과도 같아서 시신도 범인도 없지만 기억의 단편들이 무슨 일이 벌어졌다는 것을 가리킨다. 그래서 이해하지 못하는 희미한 이미지가 자꾸 떠오른다. 비이성적인 두려움이 엄습하고, 이상한 느낌이 신체를 사로잡는다. 이 자국들은 대개 더 복잡하고 더 민감하다. 실제로 스트레스가 많거나 불안하고 우울한 임산부가 태아의 발달을 해칠 수 있음을 보여주는 연구들이 많다. 그렇게 태어난 아이는 수년 후에 정서장애나 주의력 결핍 과잉행동장애, 그 외의 다양한 행동장애를 보일 위험이 있으며, 지적·인지적 발달장애로까지 이어질 수 있다.

임신 기간 동안 벌어지는 일이 그 아이의 장래에 얼마나 큰 영향을 미치는지에 대해 사람들을 이해시키고 그 내용이 상식으로 자리 잡기까지 수년간의 조사와 연구가 이루어졌다. 그리고 일상생활에서 산모가 느끼는 근심이나 임신 자체에 대한 두려움, 남편과의 관계에서 생긴 문제들도 태아의 발달에 부정적인 결과를 초래할 수 있다고 밝혀졌다. 이렇듯 임신 기간 동안 산모가 겪는 (특히 부부의 불화로 인해 생기는) 스트레스는 아이가 생후 19개월부터 보이는 인지적·사회적 기술의 발달을 지연시킬 수 있다. 산모와 태아 사이의 이러한 심리적·정서적 전달 과정은 아직 명확히 밝혀지지 않았지만 태반의 기능이 역할을 하는 것으로 보인다. 코르티솔(스트레스 호르몬)이 필요 이상으로 분비되면 태반을 통해서 태아에 영향을 줄 수 있는데, 그렇게 되면 엄마의 스트레스로 인해 아이가 신체적·정서적으로 다양한 문제를 겪을 위험이 커진다. 임신 기간에 산모가 겪는 우울증이 자궁 내 태아의 성장 지연과 저체중 출산, 조산의 위험을 야기할 수 있다는 연구도 있다.

하지만 이런 용량-반응 관계에도 불구하고 모든 아이가 이러한 환경에 지대하게 영향을 받는 것은 아니다. 유사한 상황에 놓인다고 해도 모든 아이가 같은 방식으로 영향을 받는 게 아니라는 뜻이다. 이 말을 인간의 심리적인 측면에 대입해서 생각해보면, 모든 일이 일률적으로 일어나지 않는다는 점이 안심이 된다. 아이의 발달과 깊은 연관이 있는 스트레스의 영향은 다행히 경감될 수도 있다. 특히 산모가 사회적·정서적으로 지원받고 있음을 인지하게 되면 태반을 통과하는 코르티솔의 양이 줄어 산모의 스트레스 호르몬으로부터 태아를 보호할 수 있다. 산모의 배를 부드럽게 쓰다듬는 것도 좋은데, 태아를 보호한다는 느낌을 주는 데다 옥시토신*과 엔도르핀**의 분비를 도와 실제로 태아를 보호

- 옥시토신은 엄마와 아이 간의 애착을 촉진할 수 있다. 옥시토신은 또한 애무와 오르가슴으로 분비되는 호르몬이기도 하다.
-- 엔도르핀은 '기쁨의 신경전달물질'로 스트레스 해소 물질로 알려져 있다. 엔도르핀은 평안함과 쾌감, 더 나아가 도취감을 느끼게 해준다. 또한 불안을 완화하고, 신체 통증을 줄여서 피로를 풀어준다.

할 수 있다. 다행히 모든 것을 잃는 건 아니다.

타인은 지옥일까?

찰스 다윈과 그의 진화론을 모르는 이는 없을 것이다. 하지만 다윈이, 인생의 초기 단계에서 인류의 사회적 측면과 타인과의 관계의 중요성에 대한 고찰을 처음으로 한 사람이라는 사실을 아는 이는 드물다. 그는 성인 보호자가 곁에 있는 것이 아이가 주변에 도사리고 있는 위험과 싸우는 데 필수적인 요소로 작용하기 때문에, 애착이 선택유리성selective advantage을 갖고 있다는 것을 보여 주었다. 하지만 전통 프랑스 철학은 이러한 사회적 환경이 개인에게 파괴적인 영향을 줄 수 있다고 간주했다. 장 폴 사르트르의 《닫힌 방》에 등장하는 세 명의 주요 인물 중 가르생Garcin은 이렇게 말한다.

"나를 씹어 삼키는 이 모든 시선 (중략) 석쇠도 필요 없어, 지옥은 바로 타인들이야."

여기서 지옥이란 신체적인 고문이 아니라 타인의 판단을 벗어날 수 없는 상황을 의미한다. 그런 점에서 타인과의 접촉은 해롭고 인간을 소외시키고 파괴시키는 것으로 간주될 수 있다.

이러한 실존적이고 철학적인 고찰 외에 심리학 역시 이 지옥이 실제로 인류가 생존해야 하는 하나의 환경이라는 것을 오래 전부터 밝혀냈다. 타인과의 관계 형성이 없다면, 특히 아이가 엄마를 비롯한 '애착 대상'(아빠, 조모, 이모, 보모 등 엄마 외에 아이를 양육하는 사람)과 애착 관계가 형성되지 않으면 긴말할 것 없이 끝인 셈이다. 애착 이론을 성립한 업적으로 이 분야에서 저명한 이가 있으니 바로 존 볼비John Bowlby다. 아쉽게도 리오넬 메시나 '카다시안 패밀리'처럼 대중에게 잘 알려지지는 않았지만 애착 관계가 어떻게 구성되는지를 연구한 중요한 인물이다. 참고로, 군의관이었던 그의 아버지는 조지 5세 왕가의 주치의로, 1911년에 작위를 받았다. WHO의 의뢰로 존 볼비는 제2차 세계대전 이후 부모를 잃은 아동들의 정신 건강을 관찰했다. 이는 현대 전쟁에도 적용된다는 점에서 지속적인 연구가 필요하다는 말이기도 하다. 한편으로, 인류가 아이의 발달에 영향을 미치는 전쟁을 멈추지 못하는 현실이 씁쓸하다. 존 볼비는 여러 결과를 발표했으나 그중에서 특히 유아가 사회적·정서적으로 문제없이 발달하려면 일관되고 지속적인 방법으로 아이를 돌볼 수 있는, 적어도 한 명의 양육자와 애착 관계를 발달시킬 필요가 있다는 것을 보여주었다. 그의 연구는 전쟁 중에 양육자의 돌봄이 결핍된 피해 아동에게서 나타난 다양한 심리적 결과(지적 집중력 결핍, 타인에게 다가가지 못하는 성향, 감정 이입의 결핍)들을 입증했다.

사람들의 생각과 달리 애착 관계는 아기에게 영양을 공급하기 위해서만 존재하는 것이 아니다. 우리는 오래전부터, 유아는 생존이라는 기본 욕구만 있어서 영양 공급만 신경 쓰면 되는 일종의 '소화관'으로 여겼다. 하지만 영양 공급을 해주는 것만으로는 엄마가 되기에 부족하다. 마카크원숭이(긴꼬리원숭이)도 돌봄과 주의를 필요로 하는데, 하물며 인간인 아이들은 더 많은 게 필요하지 않을까? 해리 할로Harry Harlow의 실험을 보자. 그는 먼저 마카크원숭이 새끼들을 어미와 떼어놓고 반응을 관찰했다. 그다음에는 새끼들이 철사로 만든 어미와 우유를 공급하는 시스템과 함께 있도록 하거나, 헝겊이나 플러시천으로 만든 헝겊 어미(더 부드럽고 안락한 느낌을 주는)와 함께 있도록 했다. 단, 후자의 경우에는 우유를 주지 않았다. 그러자 새끼들은 우유를 먹기 위해 철사 어미한테로 이따금씩 가기는 했지만, 폭신폭신하고 안정감을 주는 헝겊 어미 품으로 파고드는 걸 더 선호했다.

이 실험은 마카크원숭이에게 우유 못지않게 의지할 수 있는 존재가 필요함을 확실히 보여준다. 수유하는 순간을 떠올려보자. 수유는 무엇보다도 엄마 또는 수유를 하는 사람과 아기의 애정적 유대와 신체적 접촉에 목적을 둔다. 다시 말해, 좋은 부모가 되기 위해서는 〈톱 셰프Top Chef〉의 우승자가 되는 것으로는 충분하지 않다! 이 문제는 요리의 영역을 뛰어넘는 무언가를 필요로 한다. 애착 행동은 친밀감을 촉진하고, 안전기지 같은 어른에게 기대는 표현으로 기본적인 필요를 충족한다. 애착 관계와 애착의 질은 아기의 생존을 보장하는 것을 넘어 아이가 성인이 되었을 때 대인관계 역량과 감정 조절 능력에도 영향을 준다.

인생 초기에 형성된 애착 관계는 개인이 내적·외적으로 안전지대를 구축하는 과정에도 영향을 미친다는 사실을 기억하라. 외적 구축이라고 하는 이유는 애착 관계가 아이의 머릿속에 '걱정 없이 탐험할 수 있는 안전한 세상'이라는 표상이 구현되도록 하기 때문이다. 그러면 아이들은 안심하고 부모에게서 떨어질 수 있고, 스트레스나 긴장, 불확실한 상황과 맞닥뜨리면 다시 부모를 찾는다. 그리고 어른들은 늘 같은 자리에서 아이들을 안심시키면서 여전히 부모로서의 임무를 다할 수 있다. 결과적으로, 새로운 환경에서 피할 수 없는 스트레스를 맞닥뜨려도 아이는 재빨리 안심이 되는 무언가를 찾을 수 있게 된다. 위험하거나 불안한 상황이 닥쳤을 때 자신을 도와주고 사랑하고 안심시켜주는 누군가가 있다는 믿음 덕분이다. 그래서 심리적으로 스트레스 상황을 점점 자연스럽게 긍정적이고 안심이 되는 것으로 여기게 된다. 이런 아이들은 자신이 안전한 상황에 있으며, 스스로 환경을 제어할 수 있고, 호기심을 충족시키기 위한 (위험을 감수해야 하며 불안정한 상황에 노출된) 탐험의 자리에서 (자신을 사랑하고 자신이 얼마나 중요한 존재인지를 보여줄 어른을 다시 만날 수 있는) 안심의 자리로 언제든 넘어갈 수 있다는 표상을 내면화한다. 즉 자신이 중요하게 여기는 사람들의 눈에 자신이 '사랑받을 만한' 가치가 있는 소중하고도 중요한 사람으로 비칠 수 있다는 생각을 내면화하는 것이다.

  이러한 인지적 구성, 세상과 자신에 대한 표상은 유아기는 물론 훗날 성인이 되었을 때도 성격 형성에 반드시 필요한 요소다. 애착이 긍정적이고 건설적인 방향으로 단단하게 형성될 경우 아이는 확신과 열정, 외부세계를 향해 나아가려는 충만한 의지로 자신과의 관계를 수립한다. 자존감이 바로 서고 다양한 경험을 하며 자신감도 커진다. 반대로, 부모 중 하나라도 부모의 역할을 다하지 못하거나 일관된 양육 태도를 보여주지 못해 애착이 불안정하게 형성된 아이는 세상이 위험한 곳이고, 스트레스를 받을 경우 되돌아갈 곳이 없다고 여기게 된다. 그뿐이 아니다. 아무에게도 보호받지 못한 채 혼자 내버려졌다고 느끼고, 서서히 자존감과 자존심도 약해질 것이다. 자신은 중요한 사람이 아니며, 어디에도 자신이 설 자리가 없고, 어떻게 해도 자신을 사랑하고 돌봐야 마땅한 어른들의 관심을 끌 수 없을 것이며, 어른들로부터는 자신이 기대하는 몸짓이나 시선을 단연코 받을 수 없을 것이라고 믿게 된다. 그렇게 해서 아이는 자신이 부모의 사랑도 관심도 받을 가치가 없는 존재라고 생각할 것이다. 세상의 빛을 보게 하고 자신을 사랑해주어야 할 부모가 자신을 돌보지 않고 학대까지 한다면 어떻게 곁에 있는 사람들에게 그리고 인생에서 무언가를 바라고 기대할 수 있을까. 이런 상황에서 행운을 바라는 건 힘든 일이다. 명백히 아이의 인생에서 첫 단추가 잘못 끼워진 것이다.

애착의 필요

심리학자들을 가리켜 이상한 사람들이라고 하지만 그중에서도 특히나 범상치 않은 심리학자가 있었으니, 영유아와 양육자 사이의 관계를 연구한 메리 애인스워스Mary Ainsworth다. 존 볼비 박사와 긴밀하게 교류한 심리학자로 잘 알려진 그녀는 1세 유아의 애착 전략을 보여주는 '낯선 상황strange situation' 실험을 했다. 이 실험은 유아가 엄마와 같이 있고 떨어져 있기를 반복하면서 어떤 때는 낯선 이와, 어떤 때는 엄마와 다시 만나는 여러 개의 에피소드로 구성되어 있다. 이 실험은 엄마와 떨어지면서 생기는 스트레스를 통해 유아와 엄마 사이의 애착 관계를(특히 다시 만나는 순간에) 잘 보여준다.

전문가들은 이 실험에서 관찰된 아이의 반응에 따라 애착의 다양한 유형을 식별했다.

안정형 애착: 아이는 편하게 외부 환경을 탐색하며, 스트레스에 맞닥뜨리거나 위험을 감지해도 영향을 받지 않는다. 안전하고, 믿을 수 있으며, 안심을 주고, 필요할 땐 언제나 곁에서 돌봐주는 어른이 늘 있다는 생각을 내면화했기 때문이다.

불안-회피형 또는 불안정-불안형 애착: 엄마가 떠날 때 불안이나 걱정스러움을 보여주지 않으며, 스트레스를 받아도 아무 일 없었던 것처럼 노는 척을 하고, 스트레스를 절대로 표현하지 않고 내면화한다. 외적으로는 그렇게 안 보이지만, 심리 분석을 한 결과 이런 아이들은 엄마와 떨어지는 상황에서 스트레스를 받았다. 엄마가 다시 돌아오면 엄마를 향해 안기거나 하는 반응 대신 엄마를 피한다.

불안-양가형 애착: 이런 애착 관계를 보이는 아이들의 특징은 '과잉된 행동'이다. 엄마와의 분리를 강하게 거부하는데, 특이하게도 엄마가 돌아오면 엄마에게 화를 내면서 엄마에게 매달린다. 주의해야 할 점은, 이 아이들이 화를 내는 것은 마음 깊은 곳에 단념이라는 감정을 감추는 애착 행동의 하나라는 사실이다. 그런데 어른들은 아이가 화를 내면 그냥 두지 않는 경향이 있다. 그렇게 하지 않으면 아이의 떼쓰는 소리에 부모의 귀는 남아나지 않을 것이기 때문이다.

이외에도 뒤늦게 소개된 유형인 '혼란형 애착'이 있다. 이는 불안과 공포감을 주거나(고함, 화, 알코올의존, 망상, 폭력) 스스로 두려움에 차 있어서(폭력 피해자, 과거 트라우마성 사건 경험, 우울증이나 심리적 불안 상태) 부모의 역할을 포기하고 단념하려는 부모의 자녀들에게서 보이는 유형이다. 이렇게 예측이 안 되는 상황에서 아이는 안정감을 느끼지 못한다. 일관되지 않고 불안정한 부모를 보며 자란 아이는 올바른 태도와 행동을 확립할 수 없으며, 다른 사람의 눈에는 행동이 일관되지 않고 불안정한 아이로 비칠 것이다.

영유아들은 애착 대상이 없는 상황을 이해하기에는 너무 어린 데다 경험이 충분하지 않다는 점을 반드시 기억해야 한다. 부모가 알코올의존증이나 우울증으로 아이의 요청을 들어줄 능력이 안 되거나 거부하는 일이 오랜 기간 반복될 경우(한 번으로는 큰 문제가 생기지 않는다) 아이는 정신적으로 큰 혼란에 빠질 수 있다. 아이가 어리면 어릴수록 미성숙하고, 스스로를 보호하고 어려운 상황에 적응하기에는 경험이 너무 부족하다. 아이가 양육자(밥을 주고, 씻기고, 잠자리에 같이 가는 사람)와의 분리를 경험하는 것은 어른으로 치자면 사랑하는 사람의 죽음을 겪는 것에 버금가는 영향을 준다. 영유아들은 주변 사람들(같이 놀고, 잠을 재우고, 교육을 하는 사람들)의 죽음이나 분리에 의해서도 영향을 받는다. 또한 정서적 결핍의 영향을 받기도 하는데, 부모가 걱정과 고통 때문에 아이에게 신경을 못 쓰고 제대로 돌보거나 관심을 주지 못하는 경우가 대표적인 예다.

애착 관계가 안정적으로 형성되어 있다 해도 특별한 이유로 인한 분리 상황은 아이에게 혹독한 시련을 안겨준다. 진료를 하다 보면 좋은 가정환경에서 자랐지만 어린 시절 건강상의 문제 때문에 정신적으로 힘들어하는 환자들을 꽤 자주 만나볼 수 있다. 만성질환이든 외과 수술이든 아이가 꽤 긴 기간 동안 병원에 입원해야 하고 때로는 전문 병동에서 치료받는 경우가 대표적이다. 이때 생명의 위협에 대한 인식이나, 상처나 질병의 심각성에 대한 평가는 사실상 아이의 인지 발달과 성숙도에 따라 다르다. 3세 미만의 영유아는 신체적 훼손의 심각성을 잘 파악하지 못하기 때문에 상처가 나거나 진료 중에 느끼는 즉각적이고도 순차적인 신체적 통증에만 괴로움을 느낀다. 하지만 좀 더 성장한 아이들은 자신이 병에 걸렸다는 사실에 큰 혼돈에 빠지고, 아무리 친절하다고 한들 낯선 의사의 손에 자신이 버려졌다는 느낌을 받으며, 의사의 처치로 통증을 경험한다. 그전까지는 아이가 어려움에 처하면 본능적으로 찾는 대상도, 자신을 안심시키는 사람도 늘 엄마(또는 양육자)였다. 그런데 엄마라는 마음의 안식처가 없어진 상황에서는 이 세상에 혼자 된 기분이 들어 극도로 불안해지는 것이다.

아이가 타인들 속에서, 특히 자신을 사랑하고 자신에게 중요한 사람이라고 생각하는 사람들 속에서 혼자가 된 느낌을 갖는 것보다 최악은 없다. 어른들도 마찬가지이다. 다만 아이들처럼 우리에게 사랑이 닿지 않는 사람들의 팔에 안겨 있을 수는 있다. 이런 맥락에서 《닫힌 방》의 가르생이 한 말 "지옥은 바로 타인들이야."는 우리에게 분명 울림을 준다. '타인들'에게 사랑을 느끼지 못한 우리는 생명력을 잃고 타인들은 우리의 에너지를 고스란히 빼 간다. 그들 사이에서 우리가 설 곳은 없고, 우리의 존재도 없으며, 서로 연결되어 있지 않다.

당연한 모성 본능은 없다

조금 더 깊이 들어가 진실의 환상에 대해 이야기하겠다. 당연하게 생각되던 모성애가 어쩌면 본능이 아닐지도 모른다는 진실 말이다. 1980년에 이미 엘리자베트 바댕테르Élisabeth Badinter는 자신의 에세이 《더 많은 사랑L'Amour en plus》*에서 모성 본능은 자연스러

- É. Badinter (1980), 《더 많은 사랑. 모성애, 17~20세기 L'Amour en plus. Histoire de l'amour maternel, XVIIe-XXe siècle》, Flammarion (reed. 2010)

운 것도 여성의 유전자에 새겨진 것도 아니며, 문화와 사회적 환경 속에서 만들어진 과정이라고 주장했다. 그녀의 설명에 따르면, 1760년 이전에는 영유아의 높은 사망률과 아이들을 향한 무관심 때문에 오늘날처럼(오늘날은 너무 지나친 건 아닐까?) 아이들이 어른들의 큰 관심 대상이 아니었다고 한다. 많은 아이가 버려지거나 유모에게 맡겨졌고 엄마가 아이와 그렇게 끈끈하게 연결되어 있지도 않았다. 엘리자베트 바댕테르는 18세기 말이 되어서야 엄마의 역할이 가치를 인정받았고 유년기에 대한 사람들의 시각이 바뀌기 시작했다고 설명한다. 그렇게 자식에게 절대적으로 헌신할 것을 요구하면서 전형적인 어머니상에 여성을 오랫동안 가두게 되었다.

같은 맥락에서, 2002년에 미국의 인류학자이자 영장류학자, 사회생물학자인 세라 블래퍼 허디Sarah Blaffer Hrdy는 자신의 에세이 《모성 본능Les instincts maternels》*에서 더 흥미로운 주장을 펼쳤다. 그녀는 엄마와 아이를 연결하는 생물학적 메커니즘이 존재하지만, 이 메커니즘이 먹거나 자는 것처럼 생명 유지에 꼭 필요한 요소들을 충족하기 위해 충동적으로 작동하는 것은 아니라고 주장했다. 실제로 포유동물에게는 뇌의 시상하부에 사육 행동 발달의 근

• S. Blaffer Hrdy (2002), 《모성 본능Les instincts maternels》, F. Bouillot 옮김, Payot

간이 되는 특정 부위가 있다. 이 부위는 특정 유전자에 종속되어 있는데, 가령 이 유전자가 없는 쥐는 새끼 쥐를 어떻게 돌보는지를 몰라 방치한다. 사실 이 유전자는 새끼들의 냄새에 의해 활성이 촉발되고, 모성 반응을 촉진하는 특정 호르몬을 생성한다. 호르몬, 냄새, 유전자… 결국 엄마가 자신의 아이를 돌보도록 하는 강력한 생물학적 동기가 존재하는 것이다. 하지만 모든 여성이 다 자식들에게 다정하고 주의 깊은 것은 아니다. 세라 블래퍼 허디는 아이에게 무관심한 엄마도 있고, 쌀쌀맞거나 아이를 학대하는 엄마도 있다고 언급한다. 어떤 엄마는 아이에 대한 선호도가 확실해 특정 아이만 구박하는가 하면, 더 심하게는 영아 살해를 저지르기도 한다.

역사학자 존 보스웰John Boswell●은 고대 및 중세 자료와 역사학자와 인구통계학자들의 도움을 받아 5년에 걸쳐 연구한 끝에 고대 말에서 르네상스 시대까지 유럽에서 있었던 영아 유기에 대한 데이터를 취합했다. 그의 분석에 따르면, 영아 유기는 인구를 조절하고 가족의 크기를 제한하는 방법이자 영아 살해의 방지책이었다. 이렇게 함으로써 아이들은 생존의 기회를 얻었을지 모르지

- J. Boswell (1993),《낯선 이들의 관심, 고대에서 르네상스까지의 버림받은 아이들 Au bon coeur des inconnus. Les enfants abandonnés de l'Antiquité à la Renaissance》, P.-E. Dauzat 옮김, Gallimard

만, 그건 좀 더 알아봐야 할 일이다.

거의 다뤄지지 않는 주제 중에 '타인에게 부과된 허위성 장애 FDIA; Factitious Disorder Imposed on Another'가 있다. 엄마가 아이를 환자로 만드는 경우인데, 모성 본능을 얘기할 때 주의를 기울여야 한다는 것을 잘 보여준다. 이 장애는 아이들에게 가해지는 학대 유형 중 하나로, 부모 중 한 사람(일반적으로 엄마)이 의학적으로 중요한 관심을 받고 여러 진단 및 치료 과정을 얻을 목적으로 아이를 희생시키면서까지 아이에게 거짓 신체 증상이나 신호를 만들어내는 것을 말한다. 이 장애를 앓는 엄마는 실제로 아이에게 없는 증상들을 상상하는가 하면, 가벼운 의학적 신호를 큰일처럼 과장하는 경향을 보인다. 거짓말을 하는 것은 물론이고 소변 검사, 체온 측정과 같은 아이의 의료 분석 결과를 날조하며, 아이에게 독을 마시게 하거나 목을 조르거나 감염병에 노출시키면서 질병이나 증상이 나타나게 유인까지 한다. 알프레드 히치콕만큼 이를 잘 묘사한 사람은 없을 것이다. 우리가 잘못 알고 있는 게 아니라면 이 장애는 보기 드문 질병이다. 생각만 해도 등골이 오싹해지고, 아이에게 젖을 주고 보호자 역할을 하는 전형적인 어머니상에 대한 우리의 환상을 무참히 깨뜨린다. 영아 유기, 영아 살해, 타인에게 부과된 허위성 장애는 모성 본능에 대해 다시 생각해볼 이유를 제공한다.

결국 모성 본능은 모든 여성이 자동적으로 타고난 것이 아니다. 모성 본능은 상황이나 환경에 따라 나타날 수도 있고 나타나지 않을 수도 있는 기폭제와도 같다. 모성의 표현을 결정하는 건 자연도 문화도 아니고 유전자, 신체 기관의 하나인 분비샘, 환경, 개인사, 그리고 유아와의 상호관계가 아닐까?

관계의 트라우마

우리는 모두가 거쳐온 유년기에 애착이 얼마나 중요한 역할을 하는지를 잘 안다. 애착의 복잡성을 이해한다면 애착이 결여될 경우 얼마나 끔찍한 결과를 초래하는지, 특히 아이가 성인이 되어서도 얼마나 큰 영향을 미치는지를 쉽게 예상할 수 있다. 아직도 확신이 들지 않는다면 잠깐 생각해보자. 당신은 사랑하는 사람에게서 버림받아 죽을 정도로 고통스러웠던 적이 있는가? 분명히 우리는 유년 시절 또는 성인이 되어서 더 이상 사랑받지 않거나 심하게는 버려지는 아픈 경험을 해본 적이 있다. 그런 경험을 하고 나면 인생은 더 이상 예전의 인생이 아니다. 아무것도 하고 싶지 않고, 모든 게 빈껍데기 같고, 하찮고, 세상이 나를 조롱하는 것처럼 보여서 죽고 싶은 마음이 들기까지 한다. 실연의 아픔은 지진과 같은 충격으로 어른인 우리도 무너지게 한다. 열렬한 사랑은 한 사람의 남성이나 여성에 대한 주체할 수 없는 끌림으로 시작되어, 생존의 이유가 상대방이 될 정도로 강력한 의존성을 만들어낸다. 그리고 상대방과 헤어지거나 버림을 받으면 시간이 치유해주기에는 역부족인 흔적을 남긴다.

이처럼 우리는 사랑하는 사람에게서 버림을 받으면 삶이 얼마나 불안해지는지를 잘 안다. 그러니 애착의 단절이나 버림받은 경험, 버림받은 기분이 아이에게 어떤 흔적을 남길지 쉽게 상상할 수 있다(아이에게는 기댈 수 있는 상대가 어른만큼 많지 않다는 사실을 기억하라). 아이들에게 관계의 트라우마는 아이가 괴로워서 도움을 청하는데 어른이 호의적으로 대응하지 않을 때 생긴다. 앞에서 안전한 상황을 만들어 아이를 안심시켜야 한다고 얘기했다. 이는 아이가 외부 세계를 탐색하고 역량을 발휘하기 위한 '필수조건'이다. 위험이나 스트레스, 불편함에 맞닥뜨렸을 때 아이는 자신을 마땅히 돌봐줘야 할 어른으로부터 애정을 느낄 수 있어야 한다. 그렇지 않으면 너무 불안하고 겁에 질려서 특히나 심리학적으로 걱정스러운 두 가지, 불안과 무력감을 겪게 될 것이다.

우리는 불안에 뒤따라오는 두려움을 자주 경험한다. 어두운 골목길을 지날 때, 밤에 누군가가 미행하거나 감시를 받는 것 같을 때, 공포를 느낄 만한 수상한 소리가 들릴 때, 일촉즉발의 상황에 처했을 때 찾아오는 두려움이 대표적인 예이다. 두려움은 대체로 적응 반응으로 간주될 수 있는데, 우리의 모든 감각을 깨워 과거의 위험한 상황과 동일한 일이 발생하면 진화의 일부인 최대한의 각성 상태로 적절하게 반응할 수 있도록 하기 때문이다.

이 두려움을, 아직까지는 혼자서 마음을 가라앉히는 데 필요한 요소를 갖추지 못한 아이의 뇌에 접목시켜보자. 아이에게 두려움이란 낯설고, 어떻게 맞서야 할지 모르는 감정이다. 이런 두려움의 경험은 눈에 띄게 유사한 방법으로 아이들에게 나타난다. 가령 생후 8개월 아이가 갖는 공포는 엄마가 떠날 때나 낯선 이가 등장할 때 또래 아이들이 느끼는 괴로움과 일치한다. 2~4세 아이들은 몇몇 동물들, 특히 큰 개를 무서워하고, 혼자 있거나 어두운 곳에 있는 것을 두려워한다. 5~6세에는 상상력이 발달하면서 야생동물과 괴물, 귀신을 두려워한다. 이런 비이성적인 두려움은 점차 줄어들어 7세 정도가 되면 조금 더 현실적인 걱정을 하게 된다. 부모의 사망이나 사고, 자연재해가 대표적이다. 사춘기가 되면 좀 더 사회적인 두려움으로 바뀌고, 청소년기에는 주변 사람들의 부정적인 평가나 창피함, 학교 성적, 친밀한 관계가 걱정거리가 된다. 대부분의 아이들은 이런 감정들과 적절히 타협하지만, 두려움이 통제되지 않고 극단적으로 나타나 일상생활에 영향을 주는 경우도 있다. 이런 경우를 우리는 일반적으로 '불안장애'라고 한다.

무력감의 경우를 보자면, 불안과 비교해 상황이 더 나은 것도 아니다. 심리학과 학생이라면 마틴 셀리그먼Martin Seligman이 말한 '학습된 무기력'이라는 개념을 잘 알 것이다. 참고로, 훗날 그는 긍정심리학의 '선구자'가 된다. 실험 내용은 다음과 같다. 실험용 쥐를 보통 '스키너 상자'라고 부르는 학습 상자에 넣는다. 이 상자는 두 칸으로 나뉘어 있으며 바닥에는 전기 충격 장치가 설치되어 있다. 연구원은 쥐가 있는 칸에 불을 켠 뒤 전기 충격 조작기를 몇 번 반복해서 실행한다. 그러면 쥐는 이 패턴을 재빨리 학습한다. '불이 켜지면 곧바로 조작기가 실행된다. 제 시간에 칸을 바꾸어 옆 칸으로 옮기면 전기 충격으로 인한 고통을 피할 수 있다.' 그렇게 패턴을 학습한 쥐는 자신이 상황을 제어한다는 느낌을 받는다(정확히 말하자면 착각이지만 말이다). 실제로 학습 상자를 제어하는 건 실험하고 있는 연구원이다. 쥐는 자신이 처한 환경을 제어한다고 생각하기 때문에 스트레스 지수는 보통이고 전반적인 몸 상태 또한 양호한 상태라고 평가할 수 있다.

다음으로 연구원은 불을 켜지 않기로 한다. 쥐 입장에서 볼 때 상황이 복잡해졌다. 아무것도 예상하거나 예측할 수 없기 때문이다. 칸을 이동한다 해도 이 또한 정해진 규칙이 있는 게 아니니 쥐는 예측할 수 없이 전기 충격을 당한다. 쥐는 상황을 더는 제어할 수 없고 어떠한 노력을 해도 소용없다는 사실을 '학습'하기에 이른다. 무력감이 무엇인지를 배우게 되는 것이다. 무력감은 쥐가 바닥에 엎드려서는 아무런 반응을 하지 않는 행동으로 드러난다. 쥐는 이제 전기 충격을 피하려고 하지 않는다. 전기 충격이 가해지면 고통을 느껴 소리를 지를 뿐 다른 반응을 하지 않는다. 최악은, 자신의 삶과 운명이 이제 더는 자신에게 달린 게 아니라는 생각을 내면에 키우는 것이다. 쥐가 수영을 해서 학습 상자의 칸을 더 쉽게 옮겨 다닐 수 있도록 장치를 만들어줘도 무력감을 이미 학습한 쥐는 그냥 둥둥 떠다닐 뿐 고통을 피할 시도조차 하지 않고 운명을 받아들인다. 다행히 이 끔찍하고도 무익한 실험이 심리학자 양성 과정에서는 더 이상 이뤄지지 않고 있다. 이 실험은 무력감이 얼마나 해로운지를 보여줬는데, 무력감에 사로잡힌 쥐의 스트레스 호르몬은 생리적으로 쥐의 신체에 끔찍한 영향을 미쳤다.

어른들과 마찬가지로 아이들도 학습된 무기력(폭력적인 가정환경에 의한)의 상황에 놓이면 자신을 둘러싼 세계에서 자신이 설 자리가 없으며, 자신에게 일어난 일을 바꾸기 위해서 자신이 할 수 있는 일이 아무것도 없다고 학습할 수 있다. 쥐가 그랬던 것처럼, 반응해봤자 아무 소용없다는 것을 알게 되는 것이다. 이러한 상황이 반복되면 아이는 지속적으로 절망에 빠진다. 그리고 마음속으로 세상과 자신의 자리를 절망 안에서 구현해내기 시작한다. 자신의 존재는 소중하지 않고, 가치가 없으며, 자신이 하는 일은 무의미하고, 이 상황을 바꿀 수 없다는 것을 학습한다. '이미 엎질러진 물이다.' 이 생각의 악순환에 처한 아이들은 인생의 첫 시작이 잘못되었다는 걸 인정할 수밖에 없다. 왜냐하면 이러한 믿음은 아이의 기억 속에 새겨질 것이고, 인생을 사는 동안 조금이라도 유사한 상황에 처하면 반응할 것이기 때문이다.

바르게 사랑하기

사랑을 하되 지나치면 안 된다. 이것은 여느 심리학자가 몇 번이고 당부할 수 있는 충고는 아니다. 물론 사랑은 아이와의 관계에서 중심이 되는 요소이다. 왜냐하면 아이에게 '너는 소중하고 가치가 있는 존재야.'라는 마음을 보여주는 것은 아주 구조적인 과정이기 때문이다. 하지만 우리가 그런 환상을 가지고 있어도 모든 아이가 어떤 것에든 뛰어나고 재능이 있으며 완벽한 것은 아니다. "물론 내 아이는 예외다! 아이들에게 절대 '안 돼'라고 해서는 안 된다. 아이들을 구속하지 않는 게 좋다!" 이렇게 문장으로 단순화하기는 좀 그렇지만, 이는 바로 저명한 정신분석가 프랑수와즈 돌토 Françoise Dolto가 1970년대에 주장한 메시지였다. 그리고 몇 년 전부터 우리는 이 메시지의 폐해를 목격하고 있다.

오늘날 부모들은 자녀가 앞으로 큰 인물이 될 거라는 이유를 들어 어떤 일에든 시시콜콜 관여한다. 아이가 시험에서 나쁜 점수를 받아오기라도 하면 곧바로 교사를 '소환한다'. 과거에는 아이에게 문제가 있을 때 교사가 부모를 학교로 부르지 않았던가. 세상이 많이 변했다! 아이가 석사 입학을 거부당하면 부모는 학교 결정의 어리석음에 항의하기 위해 즉각 소송을 낸다. 왜냐하면 그 부모는 학교가 자기 아이의 천재성을 알아보지 못하는 걸 이해할 수 없기 때문이다. 그 부모는 아이가 실패할 수 있고 원하는 걸 이루지 못할 수 있다고 여태까지 단 한 번도 상상하지 못했을 터다.

오늘날, 우리 사랑하는 아이들은 지나치게 애지중지 여겨지고 이상화되었다. 바보가 될 수 있는 권한 같은 건 아예 없다. 사랑이란 행복감이 충만하고 아이가 부모로부터 독립할 수 있도록 돕기 위한 감정적인 상태를 말한다. 이게 바로 부모의 궁극적인 역할이다. 아이가 세상을 탐험할 수 있도록, 동시에 아이 자신을 탐험하도록 도와주는 것이다. 이를 위해서는 아이를 자유롭게 놓아주고 자기만의 경험을 할 수 있도록 격려해야 한다. 내가 상담하는 환자들 중에는 풍족한 어린 시절을 겪고 성인이 되었는데 세상에 적응을 못 하는 것처럼 보이는 이들이 있다. 어린 시절 부모의 사랑이 너무 지나치고, 부모가 매 순간 곁을 지켜주려 하고, 부모가 품은 환상이 너무 컸기 때문이다. 그렇다. 지나친 환상. 자신의 아이에게서 특출한 다른 아이의 모습을 찾고, 세상에 존재하지 않는 안전한 환경을 믿는 환상 말이다.

사랑이라는 건 늘 껴안는 것도, 모든 순간에 "사랑해."라고 말하는 것도 아니다. 우리 아이들이 부모로부터 독립하고 부모와 거리감을 둘 수 있는 충분한 안정을 아이 스스로 찾도록 돕는 것이다. 아이가 부모의 '의지' 대상이 되어서는 안 된다. 부모 또한 자식 없는 독립적인 삶을 고려해야 한다. 모든 걸 바쳐 키운 아이를 앞에 두고 이런 생각을 하는 건 부모 입장에서 쉽지 않은 일임을 안다. 하지만 단연코 최악은 부모가 부모의 역할에서만 삶의 이유와 정당성을 찾는 것이다. 그렇게 되면 부모의 희생은 자신의 실패와 가엾고 성공하지 못한 삶을 무마하기 위한 수단으로 나타나게 된다. 지나치게 사랑하는 것은 자신과 자녀 사이의 경계를 더 이상 두지 않고, 더 이상 아이에게 미움과 증오를 받을 위험을 무릅쓰지 않는 것이다. 하지만 어쩔 수 없이 우리는 모두 이 과정을 겪었다. 왜냐하면 우리는 살면서 어느 정도는 진심으로 우리 부모를 싫어한 적이 있기 때문이다.

오늘날 부모는 자신의 아이로부터 배척받는 걸 견디지 못한다. 그저 두렵고 어떻게 해야 할지를 모른다. 하지만 이제는 아이의 말을 듣고, 아이와 타협하고 공감해야 한다. 그리고 때로는 엄격히 대하고 한계를 정해야 한다. 명확한 한계를 설정하면 아이가 두려움 없이 체계적인 방식으로 가정 밖의 인생을 준비할 수 있기 때문이다. 아이와의 애착 관계가 건강한지를 테스트하기 위해서는 분쟁을 예로 드는 게 적합하겠다. 사랑이 조금도 문제가 되지 않음을 확신하면서 다투고 분쟁을 경험할 수 있다면 이보다 더 좋은 건 없다. 하지만 부모의 역할이 미치는 범위를 잘 이해하지 못하고 모든 것을 통제하려는 의지로 가득 차서 결국은 자신의 불안을 드러내는 현대 부모들에게는 사랑에 대한 확신을 가진 채 건강한 다툼을 하는 것이 낯선 경험일 수 있다. 부모가 죄의식에서 벗어나야 한다. 그리고 우리 아이가 일시적으로 불행할 수도 있다는 것을 받아들여야 한다! 어떤 경우든 행복한 사회, 두려움도 슬픔도 없는 삶은 존재하지 않는다. 아이를 안심시키고 보호한다는 것은 아이를 대신해서 또는 아이를 위해서 무언가를 한다는 의미가 아니다. 부모라면 아이에게 어려운 상황이 닥쳤을 때 피하거나 그들의 부족함을 메워줄 것이 아니라, 그 상황에 대응하고 적응하는 방법을 가르쳐야 한다.

3장 망가진 마음

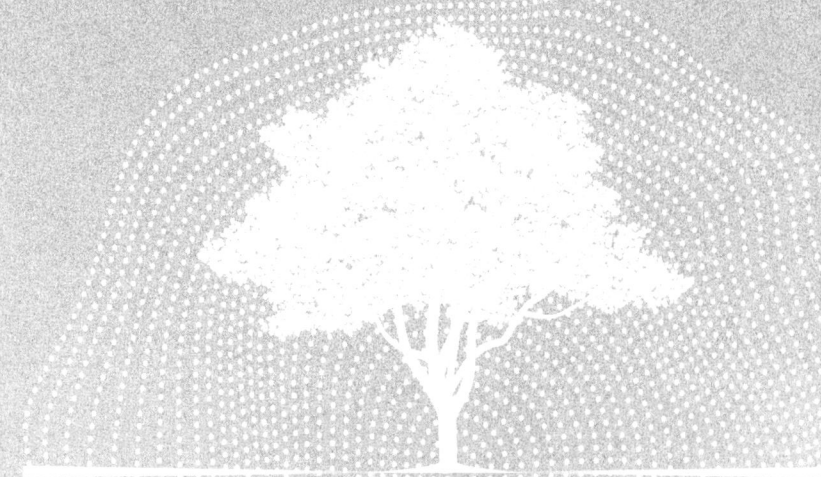

"기억은 피해자들에게 이중처벌과 같다."

심적 트라우마는 다양하고도 가끔은 생각지 못한 형태로 나타날 수 있다. 전문가들이 특히 관심을 기울이고, 간혹 심적 트라우마의 전부라고 여겨지는 게 있는데 바로 'PTSD(외상 후 스트레스 장애)'이다. 이 질병이 현대 들어 생긴 병이라고 생각하는 사람이 많은데, PTSD에 대한 기록은 기원전 2000년으로 거슬러 올라간다. 인류의 고통은 금세기에 한정된 것이 아니라 인류만큼이나 오래되었다는 말이다. PTSD는 특히 피해자가 특별한 트라우마성 사건, 가령 사고나 어떤 종류의 폭행, 테러 행위를 경험했을 때 나타난다.

PTSD의 종류

PTSD는 피해자의 나이에 따라 다른 특성을 보이는데, 이는 당연하다고 할 수 있다. 뇌의 성숙도와 정서적·감성적 이해력, 적응력은 아동기, 청소년기, 성인기 등 발달 단계마다 모두 다르기 때문이다. 이번 장에서는 우리가 어린 시절에 반복적인 사건(일부 유년 시절 혹은 유년기와 청소년기 내내 반복되었던 가정 폭력이나 학대, 성폭력, 학교 내 괴롭힘 등)을 겪었을 때 무슨 일이 벌어지는지에 대해서 다루려 한다. 성장 과정에서 폭력성 사건에 노출되는 것은 PTSD보다 훨씬 더 복잡한 결과를 초래할 수 있다. 우리는 이를 '복합 PTSD'라고 부르는데, 그 여파는 성인기 내내 지속될 수도 있다.

복합 PTSD는 정의하기 어렵고 치료하기가 훨씬 더 어려운, 또 다른 트라우마와 관련이 있는 트라우마다. 안타깝게도 이 질병은 대부분의 전문가들에게도 알려져 있지 않기 때문에 이 질병을 앓고 있는 환자들은 제대로 진단을 못 받거나 잘못 진단을 받고 있으며, 적절한 치료 또한 거의 못 받고 있다. 같은 맥락에서 '트라우마성 해리'도 살펴볼 수 있다. 이 기이한 현상은 특히 어린 시절에 트라우마성 사건을 겪은 피해자들에게서 나타난다. 이 질병은 질병이 가진 흥미로운 성격 때문에 M. 나이트 샤말란 M. Night Shyamalan 감독의 〈23아이덴티티〉 같은 영화를 비롯해 센세이션을 일으키는 문학작품의 소재로 많이 사용된다. 판타지 영화에 나오는 살인자들을 기억할 것이다. 집에서는 한없이 다정한 아빠가 악의 세력에 가담해 갑자기 다른 인격의 잔인한 살인자로 변하는 건 모두 트라우마성 해리와 관련이 있다.

연구원들에 따르면, 폭행이든 사고든 우리가 반복적이지 않은 충격적인 사건을 마주할 때 일어날 수 있는 가장 전형적인 반응이나 결과가 PTSD다. PTSD가 나타나는 데에는 여러 과정이 존재한다고 알려져 있다. 먼저 트라우마성 사건의 경험과 PTSD의 발현을 구분해야 한다.

트라우마를 부르는 기억

폭행이나 사고 같은 트라우마성 사건을 겪으면 피해자들은 비슷한 감정을 느낀다. 우선 몸은 이에 반응해서 긴장 상태가 된다. 코르티솔과 아드레날린 같은 스트레스 호르몬이 모든 감각을 마구잡이로 깨우고 물리적인 힘을 몸에 가득 채운다. 그러면 몸은 반응할 준비 태세를 갖추고, 위험을 감지한 뇌는 평소보다 더 많은 정보를 다루고 저장한다. 우리가 흔히 '터널 효과'(몇몇 특정 요소에만 주의를 기울이는 것)라고 부르는 현상이 나타나기도 하지만 뇌는 최고조의 처리 단계에 있는 것이다.

　소형 슈퍼마켓에서 일어난 강도 사건에 연루되었던 한 여성 환자는 사건 현장 주변에서 벌어지는 일들을 철저히 배제하는 자신의 모습에 놀랐다고 했다(그렇게 느낀 것뿐이지 사실은 배제한 게 아니다!). 자신의 의지와는 상관없이 그녀의 모든 신경은 강도와 흉기에 집중되어 있었다. 그리고 놀라울 정도로 자세하게 권총 손잡이와 총신에 새겨진 문양, 강도가 입은 옷의 브랜드를 묘사할 수 있었다. 이런 명백한 줌 효과에도 불구하고, 그녀의 뇌가 강도 사건에서 포착된 그 외의 정보들을 중요하게 다루지 않았다고 생각한다면 착각이다. 오히려 그 반대다. 앞 장에서 얘기한 인간의 기억에 대한 내용은 여전히 유효하다. '아무것도 잃지 않는다. 모든 게 어딘가에는 저장된다!' 인간의 기억에 대한 여정을 이어가고 피해자들의 머릿속에서 무슨 일이 일어나는지를 잘 이해하려면 이 시점에서 인간의 기억력이 갖는 몇 가지 특징과 기억의 작동 방식을 언급할 필요가 있다.

　먼저, 기억에는 여러 형태가 있다는 걸 상기하자. 그중 대표적으로 의미 기억과 일화 기억이 있다. 뇌를 모든 것을 저장할 수 있는 기록 상자로 생각한다면 기억 정보가 아무렇게나 구성되는 게 아니라는 걸 인정할 수밖에 없다. 기억될 정보는 유형과 특징에 따라 아주 잘 정리되고 조직된다. '의미' 기억은 학습을 통한 기억, 특히 학습으로 얻은 기억으로 정의할 수 있다. 우리는 2 더하기 2가 4이고, 1789년은 바스티유 감옥이 점령당했던 해이며, 지구는 둥글고, 'être' 동사와 함께 쓰는 과거분사는 성수 일치를 한다고 배웠다. 이건 개념과 지식이 기억 속에 저장된 것이고, 필요할 때 유용하게 꺼내 쓸 수 있는 내용들이다. 이 정보들을 기억해내기 위해 이 지식들을 습득했던 문맥을 따로 생각해낼 필요가 없는 것이다. 바스티유가 점령된 날짜를 알게 된 날에 어떤 감정을 느꼈는지, 그 순간에 무엇을 하고 있었는지를 기억하는 사람은 드물다. 이게 일화 기억과의 차이점이다. 의미 기억은 일화 기억과는 달리 비문맥적 기억이다. 교실은 추웠을 것이다. 아마 겨울이었을 것이다. 국사 선생님이 그 날 유독 수업을 지루하게 진행했을지도 모른다. 아니면 점심시간이 거의 다 되어서 한창 배가 고플 때 그 내용을 배웠을지 모른다. 하지만 그 내용을 습득했을 때 이런 주변 환경과 관련된 문맥성 정보는 입력되지 않았다. 바스티유 감옥 점령에 대한 기억에는 학습한 역사 내용만 있을 뿐 다른 연관된 내용은 없다.

한편 '일화' 기억은 완전히 다르다. 일화 기억은 우리가 인생에서 개인적으로 겪는 경험의 기억을 의미한다. 긍정적이든 부정적이든 우리의 경험에 관한 것이다. 예를 들어, 나는 영성체식을 한 날을 정확하게 기억한다. 6월이었으며, 아주 중요한 날이었다! 오랫동안 기다리다 드디어 맞이한 날이었다. 프랑스 모젤Moselle 지역 오메스Aumetz 교구의 수녀들이 엄격하게 관리하는 초등학교에서 몇 년 동안 마음의 준비를 한 터였다. 형편이 좋지 않은 가정들은 대부분 결혼식 때 입었던 예복을 다시 꺼내 입고 영성체식에 참석했다. 1년간 여러 차례 모임에 참석하면서 신부님과 면담을 한 아들딸들이 드디어 성사를 받는 자리에 온 가족이 출동했다. 나는 이탈리아의 콘솔리나 할머니 손에서 자랐다. 외할머니는 천성적으로 강하고, 실용적이고, 검소하신 분이었다. 권위적이지만 애정이 많으셨다. 외할머니는 성모 마리아와 주기적으로 대화를 하셨는데, 이는 하느님과 마리아의 아들 예수, 성령 등 다른 이들이 외할머니를 실망시켰기 때문일 것이다. 원통함에 외할머니는 그들을 다시는 믿지 않았다. 외할머니는 성모 마리아에게 주로 불만을 털어놓았는데 이탈리아어로 할 수 있는 온갖 욕설을 퍼붓곤 했다. 영성체식을 총괄하는 일을 맡은 사람은 다름 아닌 외할머니였다. 테르갈 소재의 끔찍한 파란색 정장을 입고 있던 나는 적어도 두 치수나 작은 옷에 숨이 막혀 죽을 것 같았다. 몇 달 전 할인 기간에 산 옷인데 그새 몸이 커졌음이 틀림없었다. 최소 8센티미터 정도는 자랐고 그만큼 몸무게도 늘었음이 분명하다. 왜냐하면 바지 기장이 너무 짧았고, 상의와 하의는 너무 작아 정말 숨을 쉴 수가 없었기 때문이다. 하지만 다른 옷을 입는다는 건 어림

없는 소리였다. 정장과 흰 셔츠, 나비넥타이는 반드시 입어야 했다. 내가 죽든 말든 그건 중요한 게 아니었다… 15년간의 심리치료 경험을 가진 지금에야 웃을 수 있지만 그 영성체식은 수치심과 웃음거리가 된 것 같은 기분으로 요약할 수 있는 사건이었다. 이걸로 끝이 아니었다. 그 누구에게도 말하지 않았지만 외할머니는 미국 하드록 그룹 키스KISS의 열성 팬이었다. 외할머니는 키스 멤버들이 신은 것 같은, 앞코가 둥글고 깔창 앞부분의 두께가 2센티미터에다 굽 높이가 5센티미터나 되는 삐까번쩍하지만 뻣뻣하고 해괴망측한 갈색 신발을 내게 사주셨다. 어떤 짓을 해도 망가지지 않을 것 같은 이 구두를 나는 참 오랫동안 신었다. 높은 굽은 사다리 맨 위에 올라가 있는 느낌이라서 조금이라도 발을 잘못 디디면 떨어질 것만 같았다. 정말 조심해야 했다. 성당 벤치에 앉아 있던 외할머니는 아주 만족스러운 듯한 표정을 지으며 그날의 나를 유심히 살펴봤다. 나는 적어도 성모 마리아 앞에서는 어떠한 실수도 해서는 안 되었다. 하지만 동시에 외할머니의 한결같은 사랑과 유머감각도 느낄 수 있었다. 왜냐하면 그 상황 때문에 외할머니는 진심으로 크게 웃었기 때문이다! 그러니 트라우마 걱정은 전혀 없는 것이다!

92쪽의 그림에서 보듯 영성체식 행사 자체만 내 기억 속에 저장된 게 아니라 그 사건과 연관된, 그 기억을 구성하는 모든 것이

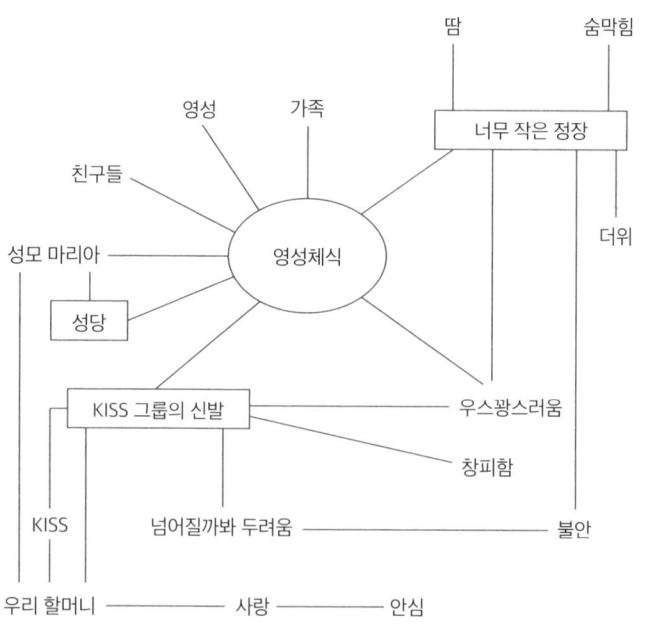

내 '영성체식'의 일화적 기억망

저장되었다. 사건을 겪는 동시에 모든 것이, 그 사건의 문맥과 관련된 모든 요소가 기억망의 형태로 조직화된다. 그리고 이 모든 정보는 훗날 회상의 단서가 된다. 이 정보들이 배경에 등장하면 마치 전체 기억망이 떠오르는 것처럼 말이다. 성인이 된 뒤에도 불안감, 성모 마리아, 창피함, 성당 중 하나를 직면하면 나의 영성체식이 기억 속에서 떠오르고, TV에서 키스 그룹이 나오면(TV에 잘 안 나오기는 하는데, 나한테는 잘된 일이다!) 내 통굽 부츠가, 특히 우리 외할머니가 생각나는 이유이기도 하다. 일화 기억은 바로 프루스트가 자신의 작품 《잃어버린 시간을 찾아서》에서 등장시킨 마들렌과도 관련이 있다.

'나는 마들렌 조각이 녹아든 홍차 한 숟가락을 기계적으로 입술로 가져갔다. 그런데 과자 조각이 섞인 홍차 한 모금이 내 입천장에 닿는 순간, 나는 깜짝 놀라 (중략). 그리고 갑자기 그 기억이 되살아났다. 그 맛은 일요일 아침마다 (중략) 레오니 아주머니가 주던 마들렌 과자 조각의 맛이었다.'

삶에서 경험한 일화적 기억은 그 경험과 관련된 감정, 두려움, 신체적 또는 육체적 감각(내적 상황)은 물론 그 장소의 온도, 날씨, 냄새(외적 상황)와 연계된 추억의 모든 것에 대해 엔그램engram(기억 흔적)을 활성화하거나 이를 저장한다. 그 사건 자체를 말이다.

반면, 예상했겠지만, 피해자들에게는 전혀 다른 얘기가 된다. 프루스트가 묘사한 마들렌과는 달리 피해자들의 기억은 그 일화 기억의 성격을 볼 때 부정적이고 트라우마를 유발한다. 일화 기억은 사실 피해자들에게 이중처벌과 같다. 트라우마성 사건에 직면하는 것뿐만 아니라, 그 기억을 상기시키는 실마리에 자발적으로 또는 우연히 노출되면서 일종의 사건의 만성화가 일어나기 때문이다. 어떤 소리나 냄새, 이미지, 느낌은 피해자의 머릿속에 끊임없이 기억을 떠올리는 요소로 작용해 피해자가 처음 폭행과 강간,

사고의 순간에 느꼈던 것과 동일한 두려움과 스트레스를 느끼게 한다. 마치 피해자가 사건을 또다시 마주하는 것처럼 트라우마의 기억은 반응한다. 트라우마의 과정은 어느 특정 기간에 이루어지는 것이 아니라, 수년이 지난 후 나타나 똑같은 고통을 주며 피해자를 괴롭히는 경우도 있다. 심적 트라우마는 절대 익숙해질 수 있는 것이 아니다. 대부분의 사람이 생각하는 것처럼 시간이 해결해주는 것도 아니고, 거기에서 벗어나기 위해 노력하거나 괜찮아지기 위해 더 이상 생각하지 않는다고 해서 해결되는 것도 아니다.

트라우마를 치료하고 트라우마에서 회복되려면 우리 인생에서 가장 최악인 순간이 주는 고통을 털어놓고 이야기하는 것만으로는 충분하지 않다. 물론 고통을 표현하면 기분은 좀 나아진다. 매일 아침 화장실에 다녀오면 마음이 가벼워지는 것처럼 말이다. 하지만 다들 경험해봐서 알겠지만 그 순간뿐이고 매일 아침 고통은 다시 시작된다. 그래서 심적 트라우마를 치료하기 위해서는 털어놓고 이야기하는 것 이상의 방법이 필요하다. 2015년 11월 13일에 발생한 파리 바타클랑Bataclan 테러 사건에 연루된 로렌 지방 출신의 한 환자는 매일 밤 암흑을 마주하면 그 사건이 떠올라 고통스러워 했다. 밤이 기억을 떠올리는 실마리가 되어 테러 사건이 있었던 날 테러리스트들의 총격을 피해서 황급히 탈출했던 이미지와 장면이 떠오르는 것이다. 어두움 외에도 환자에게 그 사건을 떠올리게 하는 다른 요소들이 있었다. 영화나 뮤직 비디오 속 총격 장면이다. 그 장면들이 너무나 사실적이어서 그에게 공포와 두려움, 비이성적 감정을 불러일으키면서 그 사건을 다시 겪는 것 같은 느낌을 주었고, 환자는 다시 위험에 빠진 기분을 느꼈다. 결국 일화 기억은 피해자들이 겪는 악몽을 재생하는 셈이다.

얼어붙거나 과장하거나

그런데 트라우마성 사건을 대할 때면 신기한 점이 눈에 띈다. 피해자들이 늘 우리가 예상한 대로 반응하지 않는다는 것이다. 거실이나 카페 테라스에 앉아 '그때 다르게 행동했어야 했는데', '가해자를 제압했어야 했는데', '테러리스트 무장을 해제시켜야 했는데', '교통사고 후 빨리 119를 부르고 심폐소생술을 했어야 했는데', '강간범이 범행을 저지르게 두지 말아야 했는데', '평정심을 유지했어야 했는데'라고 말하는 건 쉽다. 슈퍼맨 의상은 코스튬 파티에서는 인기를 끌지만 일상에서 그걸 입는 사람은 드물다. 공동묘지에는 슈퍼 히어로들처럼 살아남지 못하고 죽은 사람들로 가득하지 않은가. 일상에서 벌어지는 일과는 아주 동떨어지고 예측 불가능한 트라우마적 상황에서 비로소 피해자의 심리 메커니즘은 작동한다.

예를 들어, 피해자가 어떠한 반응도 할 수 없을 만큼 큰 두려움에 휩싸이면 마비된 것처럼 경직되는 경우가 있다. 마치 의식이 그 자리에 존재하지 않는 것처럼, 갑자기 세상으로부터 단절된 것처럼 말이다. 피해자의 뇌는 현장에서 벌어지고 있는 일에 너무나 큰 충격을 받아서 머리와 몸 모두 멈춘 채 아연실색한 상태다. 야생동물에게서도 이런 현상을 볼 수 있는데, 위험에 직면하면 어떤 동물들은 마치 돌처럼 꼼짝 않고 그대로 있다. 마주한 포식자가 자신이 죽었다고 믿게 하려고 주변 환경과 거의 하나가 되는 것이다.

그렇다면 이러한 행동은 인류가 적응을 위해 오래전부터 지녀온 유산일까? 무엇이 됐건 많은 피해자가 자신이 경험한 트라우마적 상황에서 아연실색하거나 마비되는 경험을 했다고 증언한다(대부분은 사건의 모든 행적을 보고하는 과정에서 이렇게 말한다). 가령 흉기나 성폭력의 위협으로 충격을 받은 피해자는 그 상황에서 어떠한 반응도 할 수 없게 된다. 강간의 경우 이러한 반응이 절대로 동의를 의미하지 않는다! 그런데 대부분의 사람들은 '침묵은 승낙이다'라고 말한다.

이렇게 터무니없는 주장이 또 있을까? 이런 사회적인 통념은,

강간범과 성도착자의 변호사들이 피해자에게 "반응하지 않고 거부 의사를 밝히지 않았다."며 책임을 물을 때 종종 사용하는 말이다. 두려운 상황에서 유독 뇌는 위험도가 가장 낮은 해결책을 찾는다. 꼼짝하지 않거나 말하지 않는 게 목숨을 구하는 방법이라고 여긴다. 자신을 방어하다가 크게 다치거나 목숨을 잃는 경우가 얼마나 많은가. 위험에 처해 소리를 지르고 반항하고 도망쳐야 할 상황에서 피해자가 아무 말이나 반응도 하지 않는 것은 극심한 고통 속에 있음을 의미한다. 피해자의 뇌는 지금 경험하고 있는 일이 너무나도 불행하고 충격적이어서 작동을 중단하고 현실과 단절하는 것이다. TV에 차마 보기 거북한 이미지들이 나오면 바로 꺼버리는 것처럼 말이다.

침묵하는 사람은 사실 단어 그 이상으로 이해받아야 한다. 왜냐하면 고통과 두려움을 설명하기에는 말로는 충분하지 않기 때문이다. 몸 전체가 휴면 상태가 되는 것이며, 기억 회로가 끊어지는 결과를 초래하기도 한다. 그렇다. 모든 것은 연결되어 있다! 이는 피해자들이 '정신적 트라우마에 의한 기억상실'을 겪는다는 걸 뒷받침하는 대목이기도 하다. 기억상실은 중요한 사건의 전체 혹은 일부를 기억하지 못하는 것을 일컫는데, 폭력 피해자들에게서 많이 볼 수 있는 기억장애이다. 여러 연구에 따르면, 정신적 트라우마에 의한 기억상실은 20세기 초부터 전쟁을 치른 병사들을 필두로 성폭력 피해자들(완전성 기억상실 약 40%, 부분성 기억상실 약 60%), 특히 어린 시절에 사고를 겪은 피해자들에게서 나타났다. 정신적 트라우마에 의한 기억상실은 누구에게나 일어날 수 있는 질병으로 짧게는 몇 시간에서 며칠, 길게는 수년 동안 지속될 수 있다. 기억상실이 생기면 트라우마적 기억 대부분은 플래시백이나 악몽처럼 기억의 파편 형태로 아주 갑작스럽고 위협적인 방식으로 나타난다.

트라우마성 사건에 연루되었을 때 나타나는 다른 형태의 반응도 있다. 그것은 현장에 있던 피해자 자신과 주변 사람들에게 아주 위험할 수 있는데도 불구하고 참지 못하고 '과잉행동'을 하는 것이다. 앞에서 언급한 소형 슈퍼마켓 강도 사건을 예로 들어보자. 직원이 밀가루 매대를 정리하고 있을 때 강도 두 명이 가게로 들어와서는 천장을 향해 총을 쏘면서 금고를 열라는 신호를 보냈다(우리끼리 얘기지만, 요즘은 직원들에게 금고에 접근할 권한이 없다. 어떤 환자가 알려준 대로 "머지않아 시간이 몇 시인지를 알려주는 것 말고는 강도들에게 줄 수 있는 건 별로 없을 것"이다!). 어쨌든, 이 직원의 과잉행동(극심한 두려움의 결과로 생긴)은 진열대에 이미 정리해둔 밀가루 팩 전부를 팔레트 위로 다시 옮기기 시작하는 걸로 표현되었다. 언제라도 힘과 폭력을 쓸 수 있는 강도들이 엎드리라고 명령하는데도 말이다. 이 책을 읽은 적도 없고 피해자들의 심리에 대해서는 어떠한 지식도 없는 강도들은 당연히 그 직원의 행동을 자신의 명령에 반대하고 저항하는 것으로 간주했다. 안타깝게도 이 행동 때문에 그 직원은 얼굴에 수차례 주먹질을 당했다.

이 같은 상황에서 어떤 사람들은 그냥 도망칠 것이다. 그 행동 때문에 벌어질 위험에 대한 생각은 아예 하지 않은 채 말이다. 피해자들의 과잉행동을 본 강도들이 이런 말을 할 확률은 거의 없다. "아, 이 사람이 지금 제정신이 아닌 것 같으니 정신 차릴 때까지 기다리자. 그러면 좀 더 협조적으로 행동하겠지!" 중요한 건 자칫하면 죽음에 이를 정도로 폭력 수위가 높아질 수 있다는 것이다.

사건 이후 PTSD의 발현

사건을 겪고 나면 심적 트라우마의 영향이 서서히 피해자에게 나타난다. 반응이 나타나는 기간은 다양하다. 사건을 겪고 곧바로는 별다른 증상이 없다가 며칠, 혹은 몇 주, 혹은 몇 달 후에 첫 증상이 나타나기도 한다. 부상과 같은 신체적인 손상을 당한 경우에는 심적 트라우마가 늦게 나타날 수도 있다. 업무 중 심하게 중상을 입은 한 경찰관은 생과 사를 오가며 오랫동안 입원 생활을 했다. 그런데 그 사건이 마침내 종결되고 몇 개월이 지나서 업무 복귀를 앞둔 상황에서 PTSD의 첫 증상이 나타났다. 이런 반응은 여러 사람을 놀래키는데, 가장 먼저 당황하는 사람은 피해자다. 피해자는 자신이 무언가를 놓치고 있고 심적 트라우마를 완전히 떨쳐낸 게 아니라는 사실에 혼란스러워한다. 그다음으로 혼란을 느끼는 사람은 의료 종사자들인데 이들은 피해자의 심리에 대해 전혀 아는 게 없는 터라, 피해자 가족들과 마찬가지로 피해자 진술의 진실성을 의심한다. 이 단계라면 피해자와의 공감은 이미 '사라진' 상태이다. 자신들이 무엇을 놓치고 있는지를 이해하는 게 더 이상 불가능하기 때문이다. "다 지난 일이야. 이제 생각하지 마!", "다른 생각을 해봐!", "건강을 회복했으니 다시는 안 겪을 일이야!" 이런 말들은 무력감을 느끼게 하는 것도 모자라, 타인의 무지가 피해자에게 얼마나 큰 고통을 가할 수 있는지를 잘 보여준다.

가만 생각해보면 우리의 뇌가 아주 정교하게 조직되어 있어서 신체적인 손상을 복구하는 데 우선적으로 집중하고 그다음으로 정신적 복구에 시간을 할애하려는 의도인지도 모른다. '건강한 육체에 건강한 정신이 깃든다.'라는 말도 있지 않은가! 이보다 더 이 상황에 딱 들어맞는 격언이 있을까.

아동기와 청소년기의 PTSD 증상들

PTSD 증상은 크게 세 가지 범주, 즉 '재경험', '회피', '자율신경계의 과잉각성'으로 나타난다. 미취학 아동(6세 미만)의 증상으로는 트라우마성 사건의 기억이 (주로 이미지 형태로) 자주 떠오르는 현상이 있는데 이는 성인과는 차이가 있다.

어린아이들은 아직 언어를 자유자재로 구사하지 못하고 언어적 표출에 한계가 있다는 점을 떠올리자. 통상적으로 트라우마의 언어적 표출은 생후 16개월부터 가능하다고 본다. 많은 경우 통제되지 않은 채 들이닥치는 강력한 감정으로 표출하는 이유가 여기에 있다. 이는 엄습하는 트라우마를 떠올리는 아이들을 불안정한 상태로 만든다. 성인과 달리 아이들은 트라우마성 사건과 직접적으로 관련이 없는 악몽을 꾸는 경우를 찾아볼 수 있다. 괴물이 등장하거나 무서운 상황이 연출되는 악몽을 꾸면 두려움과 공포감 속에 아이들은 지속적인 스트레스에 노출된다.

아이들의 또 다른 특징은 놀이를 이용한다는 것이다. 트라우마성 사건이 벌어지는 동안에 일어난 일들과 연관된 요소들, 행동, 인물들을 연루시키는 놀이를 반복적으로 한다. 트라우마적 장면을 재연하는 것은 트라우마의 기억을 없애려 시도하고 자신이 놓친 상황에 대한 통제력을 되찾는 행위이다.

한 유치원 교사는 9·11 테러 직후 등원한 4~5세 아이들이 장난감 블록으로 만들어진 타워에 비행기를 던지는 놀이를 하고 있었다고 증언한 바 있다. 여기서 놀이는 이해가 안 되는 무대 위 상황을 그 무대에 올라 이해하는 작업이다. 트라우마는 말로 표현할 수 없고 형체도 없으며, 아이들의 한계를 넘어서는, 형언할 수 없고 상상을 초월하는 것에 직면하는 것이다. 트라우마를 재연하는 것은 끔찍했던 상황을 제어하면서 그 상황을 소화하는 기회이다. 이는 사실상 아이가 자신을 불안하게 만드는 무언가가 있음을 알리는 유일한 방법이기도 하다.

아이들은 그때까지 경험해보지 않은 감정이나 느낌을 온전히 말로 설명하지는 못한다. 그 대신, 안타깝게도 이런 놀이를 하면서 아이는 트라우마성 사건을 겪었을 때와 심리적으로 동일한 상황에 놓이게 된다. 그다음에 긴장 상태로 겁에 질린 아이는 겪은 것 이상을 재연하게 되는데, 이는 트라우마가 아이한테 미친 영향이라 할 수 있다.

두 번째 범주인 회피를 얘기해보자면, 아이들은 고립, 후퇴, 두려움, 불안, 어둠과 괴물에 대한 두려움, 이별에 대한 두려움이 커지는 특징을 보인다. 놀이 활동의 감소 또는 중단, 탐색 행동의 감소, 퇴행(위생, 수면, 유아 두려움…)을 볼 수도 있다. 마지막으로, 자율신경계의 과잉각성으로 심하게 깜짝 놀라는가 하면, 수면장애

(자주 깨거나 몽유병 증상)를 겪거나, 주의력 결핍, 집중력 감소, 잦은 떼쓰기를 하는 경우도 볼 수 있다.

조금 더 큰 아이들(12세 미만)의 경우에는 사건과 연관된 생각들이 머릿속에 침범하면서 두려움을 느끼고, 자신의 이미지에 대한 변화를 경험하며 스스로를 경시하는 등 몇 가지 특징을 보인다. 신체적 건강에 문제가 생기기도 한다. 불안에 사로잡혀 주의력과 기억력, 집중력이 저하되는 등 일상생활에 영향을 미치는 경우도 있는데, 이로 인해 학업 성적에 영향을 주기도 한다.

청소년들의 경우에는 반복적으로 떠오르는 사건의 기억들과 꿈, 트라우마와 관련된 놀이를 하거나 그림을 그리는 것이 대표적인 반응이다. 트라우마성 사건이 또 일어날 수 있다는 생각에 아이가 괴로워할 수도 있다. 청소년기 아이들은 어떤 형태로든 트라우마 기억이 떠오르는 것을 피하려 많은 노력을 한다. 자신을 고립시키고 미래에 대한 부정적인 시각을 키우면서 점점 더 비관적으로 변한다. 이는 자살 충동으로 이어질 수 있다는 사실 또한 기억해야 한다. 청소년기에서 발견되는 몇몇 양상이 성인기에도 발견되지만, 이는 성인의 맥락에서 적용된다.

복합 PTSD가 위험한 이유

심적 트라우마에 대해서는 충분히 설명한 듯 보인다. 하지만 현실에서의 심적 트라우마는 훨씬 더 복잡하다. 특히 아이가 트라우마적 상황에 반복적으로 직면하게 되는 경우가 그렇다. 어린 시절에 벌어진 문제는 반복되는 경우가 흔한데 가정폭력, 성폭력, 학교폭력이 주로 그러하다. 일회성에 그치기도 하지만 대개 오랜 기간에 걸쳐 일어나고, 그래서 재발에 대한 두려움이 자리 잡는 경우가 많다. 이 두려움은 과거의 사건이 실제로 반복되는 것과 동일한 심적 결과를 낳는다. 성인들도 반복되는 트라우마성 사건을 겪을 수 있다. 가정폭력과 직장 내 괴롭힘이 대표적인데, 아이들의 경우와 다른 점은 사건의 반복성을 마주하는 시기가 피해자의 성격이 형성되고 난 후라는 것이다.

유전자는 성격을 결정하는 요소 중 하나다. 연구에 따르면 성격 형성에 있어 절반 정도는 유전적인 요소들의 영향을 받는다고 한다. 가령 호르몬 농도처럼 생물학적인 요인들에 영향을 미쳐 우리를 다소 감정적으로 만든다. 하지만 다양한 학습, 문화, 사회규범, 타인과의 관계 또한 지금의 우리를 형성하는 요소들이다. 그래서 유아기와 청소년기는 특별히 중요하다. 뇌가 성숙의 과정을 거치고 체계적인 경험을 많이 하는 시기이기 때문이다. 생후 약

6개월이 되면 아이들은 '성격'의 차이점을 보인다(이 시기의 아이들에게는 주로 '기질'이라는 용어를 사용한다). 이 시기의 아이들은 적당히 활동적이고, 다양한 강도의 자극에 반응하며, 새로운 것을 찾거나 피하는 경향을 보이며, 생체주기(배고픔, 수면, 배변 활동)가 비교적 규칙적이다. 처음에 이러한 특징들은 주로 유전적인 영향을 많이 받지만 곧 환경이 그 자리를 차지한다.

성격 형성에 있어 결정적인 요인은 가정환경이다. 가정환경은 자신에 대한 사랑을 의미하는 자존감과 자신감에 큰 영향을 미친다. 성격과 가정환경 간의 관계를 연구한 바에 따르면 자존감은 부모가 우리를 대하는 네 가지 형태의 태도로 설명된다. 만약 부모가 주의 깊고 따뜻한 환경을 마련해주고, 동시에 엄격하고 일관성 있는 규율을 가르친다면, 그리고 아이가 더 성숙해지는 환경(아이가 스스로 통제력을 갖도록 가르치는 모든 것)을 마련해주고 원활한 소통을 유지한다면 아이의 자존감은 커지기 마련이다. 이 중 하나라도 결여되면 자존감이 떨어지고 미완성이 된다. 이처럼 성격이 형성되는 중요한 시기에 아이의 가정환경이 반복적인 트라우마성 사건으로 채워진다면 아이의 성격 형성은 복잡해질 것이다. 반복적인 트라우마성 사건은 부정적인 자극과 발병 원인을 제공해 성격 형성에 영향을 미친다. 그렇게 트라우마가 성격의 일부로 자리 잡아 한 인간을 이루는 구성요소가 된다.

반대로, 성격이 이미 형성된 성인이 반복적인 트라우마성 사건에 직면하면 트라우마는 이미 존재하는 어떤 구조에 추가되거나 합쳐지거나 더해지는 식으로 영향을 준다. 아이와 성인이라는 차이에 따라 그 심리적 결과도 아예 다르다. 아이들이 겪는 트라우마는 다른 어떤 것과 비교할 수 없는 아주 특수한 상황으로 단연코 성인의 트라우마와는 비교할 수 없다. 일반 대중에게는 물론 의학계에조차 잘 알려지지 않은 레노 테르Lenore Terr와 주디스 허만Judith Herman은 1990년대 초 '어린아이들의 트라우마화 과정에는 특수성이 존재하며, 그것은 아이의 정상적인 성장을 방해하고 질병을 일으키는 등 아이에게 파괴적인 영향을 끼친다'는 사실을 발견했다. 또한 유아기와 유년기에 트라우마에 노출될 경우 특히 정체성 형성에 걸림돌로 작용하고, 타인과의 관계 형성을 방해한다. 한편, 이 트라우마화 과정을 주도하는 사람이 피해자인 아이를 돌봐야 하는 부모나 주변 어른들(가까운 친척, 중요한 의미를 지니는 사람…)일 경우 여파는 훨씬 더 크다. 이들은 아이에게 해를 끼치는 주체이면서 동시에 아이가 위로를 받기 위해 찾는 대상이기 때문이다. 조금 전까지만 해도 나에게 폭행을 가하던 부모가 이내 식사 시간을 알리며 나를 부르는 상상을 해보라!

트라우마성 사건으로 스트레스를 받는 환경에 의해 늘 깨어 있는 뇌는 그러한 상황을 이겨내어 심리적·신체적으로 살아남기 위한 해결책을 모색하는 데 집중한다. 여느 아이라면 뇌가 세상의 탐색과 발견, 학습에 집중하겠지만, 트라우마성 사건을 겪은 아이의 뇌는 주의와 예견에 모든 에너지를 쏟는다. 이처럼 '생존 모드'로 성장하는 유아와 청소년은 일상적인 활동에 적응하는 데 하나같이 어려움을 겪게 된다. 그들은 자신이 해를 입거나 본래의 신체적 또는 물리적 상태가 손상되지는 않을까 늘 긴장한다. 이렇게 모든 자원이 '생존 모드'로 작동되면 일상생활의 활동(친구 관계나 연애, 유희, 편안함 등)이 어려워지는 게 당연하다. 심지어 일상생활에 대한 정보를 해독하는 과정에도 오류가 생길 수 있다. 결국 사회적 유능성이 떨어져 사회적 환경에서 사람들과 풍부하고 건강한 관계를 유지하는 게 힘들고 심하게는 불가능해질 것이다. 그들이 응당 받아야 할 교육의 일부가 절단된 것이나 다름없다.

복합 PTSD의 임상 진단은 중대하고도 광범위하며 감정 조절, 불안한 대인관계와 의사소통, 자해와 연관이 있다.

감정 조절: 분노와 공격성은 조명해야 마땅한 복합 PTSD의 특징이다. PTSD 환자들이 분노를 타인에게 돌리는 경향이 있다면, 반복되는 트라우마를 겪고 복합 PTSD 증상을 보이는 환자들은 분노를 자신에게 돌린다. 타인에 대해 극도의 민감성과 불신을 보이며, 수치심을 크게 느낀다.

불안한 대인관계와 의사소통: 아이에게 중요한 의미가 있는 사람이나 부모로부터 성폭력이나 신체적·심리적 폭력이 가해진다면 타인에 대한 신뢰와 세상과의 관계가 무너지는 건 당연하다. 가까운 사람이나 부모, 친척들에게 고통을 받거나 배신을 당하거나 상처를 받았는데 낯선 사람이나 모르는 사람을 어떻게 믿을 수 있겠는가. 그렇게 고통스러운 시련을 겪은 후, 특히 그 사람이 정말 비인간적이고 냉정했다면 피해자가 타인을 믿는 게 얼마나 어려울지는 충분히 이해할 수 있다.

자해: 자상 행위는 주로 팔뚝과 허벅지에 상처를 입히고 담뱃불로 지지기, 반복적이고 정도가 심한 긁기로 나타난다. 이런 증상을 보이는 사람들은 자신의 정서를 말로 표출하지 못하는 경우가 많다. 그들은 이렇게 신체를 긋거나 자상 행위를 함으로써 심리적·정서적 괴로움을 줄이고, 자신의 눈물을 상처에서 흐르는 피로 대체하면서 내적 고통을 줄이는 것이다. 역설적이게도 이러한 행위는 공포를 어느 정도 제어해 그들이 스스로 존재하고 있다는 느낌을 주는 데 도움을 준다. 또한 자해의 상처로 내적 고통을 표출하면서 자신의 정체성을 타인에게는 물론 자신의 눈에도 가시화하는 효과를 얻는다. 그렇게 자상으로 인한 고통은 구체화되고, 가시화되고, 현실이 된다.

복합 PTSD는 의료 종사자들이 한눈에 식별해서 제대로 보살

피기가 쉽지 않다. 종종 임상적 표현의 일부만 보고 그 범위를 제한해 섭식장애나 위험 행동, 인간관계의 어려움, 자해에만 관심을 기울이게 된다. 즉 단편적인 면만 보면 복합 PTSD를 치료하지 못하거나 잘못 치료하기 마련이다.

블랙아웃

트라우마성 해리는 극한 상황에 처한 개인이 자신을 보호하고 살아남기 위해 예부터 뇌가 발달시켜온 과정에서 기인한다.

앞서 언급했듯이 몇몇 트라우마적 상황은 아연실색이나 마비, 기억상실을 유발한다. 피해자는 트라우마적 순간에 자신이 처한 환경에서 받는 자극들에 대항해 어떠한 행동도 할 수 없는 상황에 맞닥뜨리는데, 이때의 상태는 마치 통제력을 잃고 뇌가 '차단된' 것과 같다. 극심한 두려움이나 공포 같은 강력한 감정들을 유발하는 모든 것으로부터 차단되는 것이다. 긍정적인 메커니즘으로 볼 수도 있는데, 뇌가 이성적으로 맞설 수 없을 정도의 극한 상황에 놓이는 것을 막아주기 때문이다. 상황 자체가 예외적으로 끔찍해서일 수도 있고, 그런 상황을 대면하는 데 필요한 자원이 없기 때문일 수도 있다. 우리가 사용하는 스마트폰도 과열되면 부속품이 다 타기 전에 자동으로 꺼지기 마련이다. 그 상황에서 우리는 죽어가는 스마트폰을 전력을 다해 살리려고 하지만 스마트폰은 마치 수명을 다한 것처럼 우리의 어떠한 노력에도 반응하지 않는다. 정확히 말하면 스마트폰이 완전히 수명을 다한 것은 아니다. 눈에 보이지 않는 몇 가지 기능들은 아직 작동하기 때문이다.

　이런 메커니즘은 시간이 흐르면서 만성화될 경우에 뇌에 영향을 끼치기 마련이다. 예를 들어 가정에서 성폭력이나 가정폭력, 또는 심리적 폭력과 언어폭력처럼 반복되는 트라우마적 상황에 직면하는 아이들에게서 그런 모습이 관찰된다. 그 상황에서 아이들은 대부분 얼어붙는 등 위험에 대해 어떠한 반응도 하지 못한다. 마치 그게 자신을 보호하는 유일한 방법인 것처럼 말이다. 위험으로부터 멀어지기 위해 물리적으로 도망치는 게 아니라, 그들이 살고 있는 현실과 단절된 세상에 머무르기 위해 심리적으로 도망치는 것이다. 과열된 스마트폰이 스스로 꺼지면서 '이게 살아남기 위한 효과적인 방법'이라고 학습한 것처럼 말이다. 그런데 스마트폰이 필요한 순간에 작동이 멈춰버리면 사용자는 분노하기 마련이다. 다시 작동할까 싶어 손으로 쳐보거나 바닥에 던지거나 스마트폰의 모든 버튼을 막무가내로 터치해보기도 한다. 이런 상황에서 당하는 사람이 아이라면 자기를 방어할 수도 없으며, 상대방에게 반항하거나 저항할 수도 없는 희생자가 된다. 이런 반응이 당연시되면 아이는 지속적으로 폭력과 가해자의 강압에 노출될 것임을 어렵지 않게 예상할 수 있다. 이러한 상태에 빠진 피해자들은 어떤 의미에서 보면 신체와 정신을 가해자에게 바치는 것이다. 어떤 환자들은 종종 내게 어린 시절 겪은 성폭력에 대해 이야기하면서 자신이 느꼈던 '낯선 현상'을 말하는데, 성폭력이 벌어지는 동안 그 상황을 보는 관객이 된 것처럼 느낀다는 것이다. 피해자의 몸을 소유화하는 아버지나 삼촌, 이웃 남자의 폭력에 굴복하는 육체의 껍데기를 빠져나온 채 말이다.

이 현상은 성인에게서도 나타난다. 가정폭력을 저지르는 남편에게 아무런 반응도 하지 않은 채 그저 속수무책으로 시달리는 아내들이 그렇다. 모욕적인 말과 행동, 폭력적 표현 앞에서 이 차단 과정이 활성화되면 피해자는 더 이상 정상적으로 반응하지 못한다. 몸은 그곳에 있지만 의식은 사라지고 없다. 성인에게서 보이는 이런 메커니즘은 갑자기 하늘에서 떨어지는 게 아니다. 보통은 유아기나 청소년기에 아주 일찍 자리 잡은 메커니즘이 재활성화한 경우가 많다. 이 과정이 반복되면 피해자는 가장 심각한 사건들을 비현실로 간주하고, 마치 그 사건들이 절대 일어나지 않은 것처럼 믿는다. 피해자가 트라우마로부터 자신을 스스로 단절시키는 것이다. 이 트라우마를 자신과는 무관한, 심지어 낯선 것으로 여기게 된 피해자는 안타깝게도 무방비로 계속 트라우마에 노출된다.

스마트폰 얘기를 떠올려보자. 기계적 결함이나 과다 사용으로 화면이 까맣게 돼도 스마트폰이 수명을 다한 것은 아니다. 상황의 변화를 분석하는, 제한적이지만 작동 가능한 기록 메커니즘이 있다고 상상해보자. 블랙아웃 동안의 몇몇 부분이 기록될 것이고, 스마트폰이 제 기능을 다하지 못하기 때문에 아주 간단한 조작만 가능하고 품질도 안 좋은 데다 가끔은 음질도 좋지 않을 것이다. 이를 인간의 경우와도 비교해볼 수 있다. 해리 현상이 일어나는 과정에서 인간의 기억력은 수중에 있는 소수의 자원으로 피해자가 처한 환경에서 벌어지는 일들을 기록한다. 피해자에게 부정적인 말들을 쏟아내는 내면의 목소리를 목격하고, 피해자가 나쁜 사람이라고 주장하고, 간혹 갖은 폭언과 비난을 하고, 머릿속을 괴롭히는 모욕적인 말을 기억하는 이유는 여기에 있다. 폭력이 이뤄지는 동안 겪은 것들을 무질서하게 담은 트라우마적 기억이 생겨나는 방식인 것이다. 이는 피해자에게 고통을 준 가해자들의 말과는 또 다른 방식으로 피해자의 머릿속에서 재연된다.

이런 내면의 기억은 불안정하고, 수치스러우며, 당연히 피해자를 망가뜨린다. 피해자는 자신이 미쳤다고 생각하기에 이른다. 이런 해리 현상이 일어나는 동안 우리의 일화 기억 역시 시험대에 오른다. 피해자는 머릿속에 일화 기억을 수집하다는 사실을 인지하지 못한 채 가능한 한 모든 것을 일화 기억으로 저장한다. 그래서 피해자는 기억을 떠올리는 몇 가지 실마리를 만났을 때 나타나는 두려운 반응이나 해리성 반응에 당황하기 마련이다. 확실히 그들은 놓친 것 투성이다.

마음속 지킬 앤 하이드

해리 과정이 성격 일부를 재형성할 수 있다는 점을 이해하기 위해, 잠시 정원 가꾸기에 대해 얘기해볼까 한다. 우리 집 정원에는 우리 식구가 이 집에 왔을 때 심었던 20년도 더 된 나무가 한 그루 있다. 꽤 작은 나무이지만 여러 나뭇가지를 땅에 늘어뜨리고 있다. 그런데 미숙한 나는 벌써 수년째 가지들을 잔디 깎는 기계로 망가뜨리고 있다. 게다가 정원에서 다양한 일을 벌이는 우리 때문에 나뭇가지들은 주기적으로 상처 입고 있다. 어떻게 보면 이 나무는 트라우마성 사건에 지속적으로 노출된 것이다. 어리고 손상된 가지는 자칫 죽을 수도 있었지만, 그 대신 성장하기를 멈췄다. 우리 가족이 이곳에 살기 시작한 이후로 이 가지에서는 겨우 나뭇잎 몇 장만 볼 수 있었다. 반대로 다른 가지들은 아주 잘 성장했다. 많이 자랐고, 곁가지가 **빽빽하게** 들어찼고, 잎도 풍성해졌다. 손상된 가지 부분만 유독 버려지고 잊힌 것처럼 보였다. 잔디 깎는 기계 때문에 처음 상처를 입은 트라우마 상태 그대로 머무른 것처럼 보였다. 결국 이 나무는 너무나 확연한 차이를 보이는 두 부분으로 나뉘었다. 문제없이(이 연령대의 다른 나무들처럼) 정상적으로 잘 자란 부분과, 20년 전과 같은 상태로(어린 소관목 상태 그대로) 머무른 채 더 이상 자라지 않는 부분으로 말이다.

인간의 뇌에서도 비슷한 현상이 일어나는 것처럼 보인다. 우리가 겪는 트라우마성 사건들은 뇌에 기억과 연관된 흔적을 남긴다. 학교 폭력의 피해자인 여덟 살 아이를 예로 들어보자. 이 아이는 주변 환경이 그에게 보내는 많은 정보, 가령 "형편없어.", "못생겼다.", "뚱뚱하다.", "모두 포기했어.", "가치 없는 아이야."라는 말을 들으며 학교생활을 한다. 아이의 뇌는 여덟 살 아이 기준의 분석력과 기준에 따라 이 정보들을 기록한다. 그렇게 이 폭력 상황과 연관된 트라우마적 기억망이 형성되고, 얼마간의 시간이 흘러 폭력이 멈춘다 해도 이 기억망은 계속 활동 상태로 머문다. 시간이 흘러 성인이 되고 대기업 간부 자리에 오른다고 해도 직장에서 학교 폭력 상황(부하직원들의 시선, 자신이 맡은 프로젝트가 지지를 받지 못한다는 느낌)을 떠올리는 요소(일화 기억)를 만나면 그의 의식 속 무언가가 예전의 기억망에 연결되어 당시 여덟 살 소년이 느꼈던 감정을 다시 느낀다. 그러면 회사에서는 능력 있는 간부로,

집에서는 좋은 아빠로 충실히 살아가던 이 중후한 남성은 갑자기 자신에 대해 '불안하고', '취약하고', '바보스러우며', '쓸모없고', '역부족'이라고 느낄 수 있다. 실제 그의 삶은 전혀 반대이지만, 또 다른 자아, 즉 여덟 살 소년의 생각과 감정에 사로잡힌 것처럼 말이다.

이렇듯 우리는 이해가 안 가는 이상하고도 부정적인 생각들에 종종 사로잡힌다. 나는 가족과 함께 방문하던 이탈리아의 한 장소에 대한 기억을 오랫동안 간직하고 있는데, 성녀 루치아에게 봉헌된 성당이 바로 그곳이다. 성녀 루치아는 성화에서 안구 두 개가 놓여 있는 접시를 들고 있는 모습으로 유명하다. 성녀가 다른 사람의 안구를 뽑았다는 생각이 끔찍하기도 했고, 그 장소가 얼마나 웅장했으면 성녀 루치아가 성당 위를 날아다닐 것처럼 보였다. 나는 어른이 되어서도 오랫동안 성당의 이미지를 기억했고, 만나는 사람들에게 성당을 내 기억대로 묘사했다.

그런데 몇 년 전, 성녀 루치아의 안구 적출 장소를 다시 방문했을 때 나는 그곳이 평범한 소성당에 불과하며, 성녀 루치아는 하늘이 아니라 내 손이 미치는 거리에 있다는 사실을 깨달았다. 이 상황을 어떻게 설명할 수 있을까? 간단히 말해 나는 기억을 생성하는 그 순간의 내 정보처리력에 따라 기억을 수집했던 것이다. 그렇게 만들어진 기억은 내가 성인이 되어서도 생생하고도 상세하게 남아 있었다. 그런데 그 현장에 다시 가보니 실망스러웠다. 장소는 그대로였지만 내가 정보를 처리할 수 있는 능력은 예전과 달라져 있었다.

어린 시절의 뇌가 특정 장소를 변형해 기록한다면 우리가 경험한 사건들, 특히 트라우마성 사건들도 마찬가지이다. 사건이 벌어지는 기간에 상응하는 자원과 정보처리력을 거쳐 기억으로 저장한다. 여러 이유로 이 기억들에 '다시 연결'을 하면 이는 마치 그 당시 느꼈던 것과 동일한 강도로, 마음속에 아직까지 존재하는 소년과 소녀의 심리 상태로 기억을 다시 대면하게 된다.

우리 안에는 지금의 모습인 어른뿐만 아니라 과거의 우리였던 아이의 흔적도 남아 있다. 서로 다른 시기에 뇌에 수집된 기억들이 있고, 우리는 현재에도 계속 과거의 '기록들'에 연결된다. 잘 자라고 있는 우리 집 나뭇가지처럼 마치 성격의 중요한 부분들은 계속 발달하고 성장하는 반면, 어떤 부분은 성장이 멈춘 상태로 있다. 이 과정이 조금 복잡해지면 과거에 '다중인격'이라고 불린 '해리성 정체감 장애Dissociative identity disorder, DID'로 이어질 수 있다. 이 질환을 겪으면 잠시, 몇 분간, 길게는 몇 시간 동안 신체와 언어가 여러 '인격들'에 의해 통제를 받는다. DID는 영화 소재로 많이 쓰였는데, 극중에서 해리성 정체감 장애를 앓는 인물은 각자 특징과 고유한 이야기를 가진 여러 인격들로 구성되어 수시로 다른 인격으로 바뀌는 모습을 보여준다. 마치 귀신이 씌인 것처럼 말이다. 하지만 영화적 표현을 쓰자면, 현실은 덜 공상적이다. DID 환자들은 실제로 심한 고통을 겪는 사람들이기 때문이다. 이 환자들은 환자 자신을 제외하고는 어떤 경우에도 다른 환자들보다 더 위험하지는 않다. 이들은 늑대인간이나 뱀파이어로 변하는 서커스 동물이 아니다. 오히려 사회에서 적응해 사는 데 어려움을 느끼고 다른 사람들로부터 사랑받는 게 가뜩이나 힘든 사람들이다. 그리고 너무나 오랫동안 겪고 있는 지옥으로부터 자신을 꺼내줄 의사를 찾으려 안간힘을 쓰는 외로운 사람들이다.

4장

어린 시절의 눈물로
나는 병에 걸렸다

"2016년 웨일스에서 진행된 연구에 따르면
아동기와 청소년기에 부정적 경험을 한 사람은
그렇지 않은 사람보다 4배 더 건강에 문제가 있으며,
일반의 진료를 2배 더 받고, 병원 입원 횟수가 3배 더 많았다."

"아이가 태어나고 첫 2년간 우리는 아이의 성장을 위해 많은 일을 할 수 있다. 아이를 단련시킬 수도 있고, 수긍하고 규율을 지키게 할 수도 있으며, 아이에게 좋은 습관을 가르쳐주고, 아이가 잘못한 점을 고쳐주고 벌을 줄 수도 있다. 예상치 못한 일이 벌어지거나 아이가 부모에게 복수할 우려 없이 말이다. 자신을 방어할 수 있다는 조건이라면, 다시 말해 자신의 고통과 분노를 체계적으로 표현할 수 있는 조건이라면 아이는 자신이 처한 부당함을 어려움 없이 극복한다.

하지만 부모가 아이의 반응들(고함, 슬픔, 분노)을 못 견뎌 한다는 이유로 아이가 반응하는 것을 금지하고 못 하게 하면 (중략) 아이는 입을 닫는 법을 학습한다. 아이의 침묵은 교육 원칙의 효과를 확실하게 보장하기는 하겠지만, 훗날 아이의 성장을 방해하는 질병을 보이지 않는 곳에서 은밀하게 키운다."

— 앨리스 밀러Alice Miller, 2008년●

"사실은… 제가 걸린 유방암은 그동안 흘리지 못했던 제 눈물이에요!"

삶이 순식간에 요동치고 이전에 계획했던 모든 것에 제동이 걸리는 상황에 처한 41세 여성 환자가 한 말이다. 이는 오랜 시간 짓눌린 슬픔, 두려움, 공포, 분노와 같은 부정적인 감정들이 결국 뿌리내려 '구체화되는' 과정을 거쳐서 마침내 질병의 모습으로 나타난다는 걸 잘 보여주는 사례다. 이를 깨닫기 위해 심리학자가 될 필요는 없다. '피가 마를 정도로 걱정하다.'라는 표현이 있지 않은가? 아주 오래된 이 표현의 기원을 알려면 적어도 중세까지 거슬러 올라가야 하는데, 그때는 백신을 선택하는 데 까다롭지 않았다. 선택권이 없었기 때문이다. 할 수 있는 유일한 방법은 피를 뽑는 것뿐이었다. 그렇게 해야 기분을 나쁘게 만드는 검은 피의 양을 조절할 수 있다고 믿었다.

● A. Miller (1984), 《당신 자신을 위하여. 자녀 교육에 존재하는 폭력의 뿌리들C'est pour ton bien. Racines de la violence dans l'éducation de l'enfant》, Aubier (rééd. 2008)

우리 모두가 의사다

의료적인 차원에서는 눈에 띄는 변화가 없지만, 대중은 이미 부정적인 정서 상태가 신체 건강을 손상시키는 것은 물론 질병에 걸리게 하고, 심하게는 죽음에 이르게 할 수 있다는 사실을 오래전부터 알고 있었다. 그렇다. 사람들은 오래전부터 몸과 정신 사이에 연관성이 있다고 여겼지만, 현대의학은 여전히 이를 인정하기 어렵다는 입장을 취한다. 많은 의사가 이와 관련해 질문하지 않거나, 질문하던 이들도 이제는 더 이상 묻지 않는다. 왜냐하면 몸의 구성요소를 개별적으로 돌보는 일에 집중한 나머지, 몸을 전체적으로 바라보는 것에는 관심을 두지 않기 때문이다.

그들은 마치 우리의 뇌와 신체가 소통하지 않고 서로에게 무관심한 것처럼 여긴다. 더 심각한 것은 신체의 각 부분들이 별개인 것처럼 여긴다는 것이다. 다시 말해 우리가 신체에서 느끼는 것과 우리가 생각하는 것, 우리가 인지하는 것, 우리가 먹는 것 등 모든 것 사이에 아무런 관계가 없다고 간주한다. 우리의 친절한 그레고리 하우스Gregory House 의사는 대체 어디에 있는 건가? 사람 좋고, 인간미 넘치며, 어려운 의학적 수수께끼를 척척 풀어내는 그 의사 말이다. 늘 지팡이를 짚고 다니는 그가 맡은 환자들이 겪는 '이상한' 증상이 당신에게도 나타난다면 당신은 어떻게 할지 생각해본 적 있는가? 여기저기 전문의를 찾으러 다닐 것이다. 그리고 당신을 괴롭히는 통증에 대한 정확한 진단이 내려지기도 전에 가족들이 당신의 임종을 지켜볼 것이다. 뉴저지에서 프린스턴-플레인즈보로 대학병원Princeton-Plainsboro Teaching Hospital을 찾느라 시간을 허비하지 말라. 현실에는 없는 가상 병원이다! 대통령이나 독재자, 대기업 회장, 유명한 가수나 축구선수가 아니라면 당신한테는 〈그레이 아나토미〉에 나오는 병원이 더 맞을지 모르겠다. '흰 가운'을 입은 이가 당신의 침대 맡에서 분주히 움직이는 장면을 볼 수 있을 것이다. 이들은 끊임없는 일거리를 해치우는 인턴들이다. 이 말은, 의사가 당신을 체크하러 오는 경우는 극히 드물다는 뜻이다.

오늘날의 치료 시스템에서 우리의 장기, 신체, 감정, 심리적 경험, 영성, 물리적 환경 같은 건강에 대한 요소들을 일관성 있게 총괄하는 이는 아무도 없다. 그런데 재미있게도 건강을 통합적으로 돌볼 수 있다고 말하는(먹지도 못하는 그림의 떡이지만!) 대체의학을 지지하는 운동이며 저서들은 넘쳐난다. 하지만 현실에서는 분리와 분해가 가능하고 쪼갤 수도 있는 '미스터 포테이토 헤드'(손, 발, 눈, 코, 입을 뗐다 붙일 수 있는 장난감)가 우리를 치료한다. 그래서 생체 검진, 엑스레이, MRI 결과를 가지고 우리가 할 수 있는 한 각자가 알아서 눈, 코, 입을 끼워 맞춰야 한다. 인터넷에 나와 있는 정보와 의사들의 설명을 참조해서 사람들이 말해주지 않는 이면에 감춰진 뜻을 알아내고 의미와 연결성을 찾기 위해 시도해야 한다.

건강과 웰빙이 근래 우리 사회의 중요한 관심사가 된 것이 사실이다. 코로나바이러스(COVID-19) 유행으로 모든 사람이 의학과 mRNA, 세균학, 백신 전문가가 된 현상은 차치하더라도 그 어느 때보다 우리는 건강에 신경 쓰고 있다. 우리 모두가 의사가 된 셈이다. 어느 치료법이 맞는지, 어느 백신이 맞는지에 대해 각자 의견을 가지고 있을 정도다. 사람들이 '파스포르-상테Passeport-santé' 포털에 발표된 최근 학술 출판물이나 페이스북에서 우연히 본 최근 '포스트'를 반박하는 일이 잦아지면서 의사는 위신을 잃었다. 이는 우연히 생긴 일이 아닌 게, 우리는 우리의 믿음을 확고히 해줄 정보만을 찾기 때문이다. 우리는 한때 의사와 의사가 주는 충고를 신뢰했다. 하지만 오늘날은 TV나 여러 매체, 사회관계망에서 자신을 피력하는 이들의 얘기를 듣는다. 특히 건강에 대한 허튼 소리들이 통제가 불가능할 정도로 여기저기 퍼져 있으며, 그런 소리를 들으면 이제 어느 누구도 놀래지 않는다. 정말 모든 게 엉망진창이다. 이 정도는 아니었다.

건강과 웰빙 예찬

그렇게 건강은 우리 사회의 주된 화두가 되었다. 웰빙, 행복, 영속적인 기쁨은 현대인의 새로운 신조가 되었다. 게다가 기업들도 이 화두를 계속 언급한다. '행복하게 살아야 한다, 즐거운 마음으로 살아야 한다, 매일 미소를 지으며 출근해라, 상쾌하고 가벼운 기분으로 하루를 보내라, 짬을 내어 명상과 운동을 하고 건강한 식단을 잊어서는 안 된다, 너무 뚱뚱해도 너무 작아도 안 된다, 탈모는 용납할 수 없다, 얼굴엔 화색이 돌아야 하고 새하얀 치아를 유지해야 한다.' 어떤 기업은 자사의 목표가 수익성도 매출도 아닌 '직원들의 충만한 행복'이라고 강조하며 이 유행을 최대한 활용하는 것을 망설이지 않는다. 회사가 가장 개인적인 영역인 건강까지 신경을 써주다니, 이 얼마나 좋은 세상인가! 이와 동시에 하면 안 되는 것들에 대한 규칙도 사방에서 생겨난다. '자판기 커피, 초콜릿 바, 색소와 설탕으로 덮인 사탕, 감자 칩, 탄산음료… 이런 것들은 건강에 좋지 않다'. 이제는 이런저런 과일과 채소가 그 자리를 대신하고 있다. 왜냐하면 건강에 좋기 때문이다! 샌드위치를 점심으로 때우는 건 그만하라며 건강하게 먹는 법을 제안한다. 당신을 중독의 세계로 이끈 담배도 이제 끊어야 한다. 직장 안에도 마련되어 있는 피트니스 클럽에서는 코칭 세션이나 정기 이용

권을 장려한다. 건강한 육체에 건강한 정신이 깃드는 법 아니겠는가! 기업 입장에서는 이보다 더 확실하게 수익성을 보장하는 건 없다. 행복한 소가 우유를 더 많이 만든다는 소의 심리학이 떠오른다.

인생의 매 순간이 의학과 연관되고 모든 건 '건강에 좋은가, 해로운가?'라는 질문을 중심으로 흘러간다. 식탁은 약국으로 바뀌었고, 먹고 싶어서 또는 맛있어서가 아니라 건강에 좋은지 나쁜지가 음식 선택의 기준이 되었다. 우리는 건강을 지키기 위해 먹고, 마시고, 움직인다. 언젠가는 욕구와 열정이 이끌어서가 아니라 신체적·정신적 건강에 좋다고 하니까(이미 많은 사람이 이에 동의한다) 성관계를 하는 날이 올지도 모르겠다.

하지만 착각하지 말자. 이런 변화가 모든 사람에게 해당하지는 않는다. 물론 몇몇은 이 새로운 유행에 올라타서 자신에게 건강을 선사하는 '행운'을 누리기도 한다. 하지만 지난 달 지출의 타격 때문에 재정적으로 힘든 날이 예상되고 월급은 바닥나서 남은 날을 트라우마를 겪으며 생활해야 한다면, 당장 중요한 건 신체에 영양을 공급하고 정신을 함양하는 게 아니라 그저 먹는 것, 다시 말해 입 안에 무언가를 넣고서 씹고 삼키는 것이다. 균형 잡힌 영양 섭취가 신체적·심리적으로 건강 혜택을 주는 반면 영양 섭취의 불균형은 만성질환의 위험성을 높일 수 있다고 입증하는 연구가 이미 오래전부터 있었던 점을 고려한다면 이는 이중처벌인 셈이다. 건강하게 먹기 위해서는 재정이 뒷받침되어야 한다. 과일과 채소를 매일 권장 섭취량만큼 구입하려면 형편이 어려운 가정은 장을 볼 때마다 대출을 받아야 할지도 모른다.

내가 먼저 살아야 하는 시대

과거 사회와 현대 사회 사이에는 극명한 차이가 존재하는데, 이 차이는 어째서 건강과 웰빙을 추구하는 것이 쾌락주의 사회의 새로운 규칙이 되었는지를 설명해준다. 우리 사회가 피상적으로만 변하고 있다는 생각은 사실이 아니다.

우리는 비록 깨닫지 못하지만, 직업과 관련해 더 중요한 변화를 목격하고 있는 건 아닐까? 압박감은 점점 무거워지고, 요구되는 성과의 수위가 이전에는 볼 수 없었던 높은 곳까지 다다르면서 직장을 대하는 우리의 태도는 오늘날 가장 중요한 주제가 되었다. 직원들의 삶은 점점 더 팍팍해지는데 고용주는 직원들에게 점점 더 많은 걸 요구한다. 그리고 고용주들은 뭐든 순응하고 무제한으로 손쉽게 부릴 수 있는 직원을 원한다. 오늘날 직원이 갖춰야 할 조건은 어떤 특정한 역량이 아니라 바로 시장의 변화와 경제적 압박에 따라 적응을 잘하는 것이다. 그런데 적응을 계속하다 보면 대체 가능한 사람이 된다. 인생에서 승리하려고 애쓰다가 점점 더 인생을 잃게 된다. 해마다 수많은 직장인들이 번아웃과 우울증, 불안을 이유로 휴직하는 이유다.

이것은 직급이나 직종과는 상관없이 모든 이에게 해당되는 이야기다. 직장 내 고통은 이제 거의 당연시되고 있다. 나는 광산촌에서 자랐다. 다만 피에르 바슐레Pierre Bachelet가 부른 〈광산촌Les corons〉에 등장하는 석탄이 아니라 철이 많이 나는 지역이었다! 그 유명한 철광석을 캐러 매일 갱도로 들어가는 사람들에게 광부라는 직업은 자부심 그 자체였다. 그 방면의 전문가가 아니면 왜 그들이 쥐가 득시글거리는 지하에 틀어박혀 돌을 깨는지 이해하기 어렵다. 그 분야에서 일하는 사람이 아니라면 말이다! 이게 바로 직업의 의미이다. 광물을 캐낸 후 바깥세상으로 올려 보내는 그 활동 자체만을 말하는 게 아니다. 그보다 훨씬 더 복잡하다. '실수하면서 배운다.', '그 방면의 전문가가 아니다.', '일이 손에 붙다.' 등 일과 관련된 표현은 엄청나게 많은데 어느 하나 단순히 기술적인 면만 강조하지 않는다.

가령 광부라는 직업은 유대와 연대를 의미했다. 이들은 아무하고나 일하지 않았다. 각자의 생산성과 안전은 모든 광부의 전문성과 기술, 대담함, 충실성에 달려 있었기 때문이다. 탄광 깊은 곳에서 벌어지는 분쟁쯤은 갱내 감독을 굳이 통하지 않고서도 알아서 해결할 정도로 광부들은 결집되어 있었다. 광부라는 직업은 남자의 용기가 필요한 직업이었다. 갱도 깊이 내려가기 위해서는 '그래야만 했다'. 광부의 일은 연대감과 공통된 가치, 진정한 소속감, 강한 정체성을 중심으로 이루어졌다. 광부들은 일터에서도 계급 관계에서도, 지휘 관계에서도 절대 혼자가 아니었다. 동료 중 하나가 건강상 문제나 사고 또는 계급 문제로 어려움을 겪으면 광산 종사자들은 하나가 되어 자신의 일처럼 여겼고, 경영진이 어느 한쪽의 입장만 고려해서 대책을 마련하면 업계가 일제히 들고 일어났다. 경영진은 광부들의 연대를 자극할 상황을 염려해 의사 결정을 하기 전에 수차례 고심을 해야만 했다.

그러나 지금은 상황이 완전히 다르다. 단체라는 개념은 물론 직업에 대한 개념조차 서서히 사라지고 있다. 오늘날 우리는 동료들로 둘러싸여 있다고 하지만 직장에서 받는 압박감에는 오롯이 혼자 맞서야 한다. 물론 모두가 당신에게 호의적일 때는 인정을 받는다. 하지만 언제나 모두가 당신에게 호의적이지 않기에 당신도 어김없이 (업무 변경으로 인해) 어려움이나 실패를 점점 더 자주 직면하게 된다. 그리고 밀려오는 외로움과 고독감 앞에서, 결국 믿을 건 나 자신밖에 없다는 결론을 내리게 된다. 다른 사람이나 동료, 상사 어느 누구도 더 이상 내 편이 아니다.

이러한 직장 환경에서 건강은 전략적인 요소이며, 건강 자체가 자산이라고까지 할 수 있게 되었다. 어려운 상황을 잘 버티기 위해 유지하고 개발해내야 하는 자산 말이다. 이제는 모두가 공동의 가치들과 연대의 원칙들과는 작별을 고한 채 타인의 고통에는 무감각해지면서 자신과 건강에만 신경 쓴다. 웰빙과 건강에 대한 예찬은 자신에게 도움되는 유익한 변화일 수 있다. 사실 '나만' 생각하는 것 말고는 다른 선택이 없다. 왜냐하면 점점 더 경쟁이 치열해지고 더 많은 것이 요구되는 지속적인 성과 창출의 세계에서 살아남아야 하기 때문이다. 그렇기에 우리는 '믿을 수 있는 건 나 자신뿐'이라는 사실을 깨닫는다. 어느 누구에게도 기댈 수 없이 인생이 주는 압박감 속에서 우리 각자는 혼자라고 말이다. 이런 상황에서는 더욱 더 건강을 챙길 수밖에 없다. 점점 더 혹독해지는 직장 환경에서 살아남는 것이 새로운 도전 과제가 되었고, 이 과제를 무난히 해내기 위해서는 건강이 필수 자산이 된 것이다. 건강을 대수롭지 않게 생각하는 사람이 있다면 조심해야 한다.

그런데 건강하게 사는 것 또한 쉬운 일이 아니다. 왜냐하면 건강은 현재 삶에만 관련된 게 아니기 때문이다. 우리의 신체와 뇌에는 지난 수십 년의 역사가 있다. 부정적이든 긍정적이든 이 역사는 현재의 건강한 상태 또는 병든 상태에 지대한 영향을 미친다.

상처로 남은 순간을 다시 마주할 때

우리는 몇 년이 훌쩍 지나서도 우리를 감탄하게 하거나 반대로 우리를 혼란에 빠뜨린 어린 시절의 특별한 순간을 기억하고 있다. 마치 정신 속에 소중히 보관해놓았던 소년이나 소녀의 모습이 그 순간들을 떠올릴 때 다시 작동되는 것처럼 말이다. 성인이 된 뒤에 길모퉁이나 슈퍼마켓 진열대에서 학창 시절 내내 당신을 놀리거나 괴롭혔던 아이를 만난 적이 있는가? 그 순간 두려움이나 분노가 당신을 엄습한다는 느낌을 받은 적은 없는가? 마치 그 시절로 돌아가 그때 그 아이가 된 것 같은 느낌을 받으면서 말이다. 찰나에 당신은 마치 시간의 소용돌이를 건넌 기분이었을 것이다. 지금은 성인이 된 당신의 몸이 그 시절의 아이나 청소년의 모습으로 반응하는 시간의 소용돌이 말이다. 그렇게 어떤 순간이나 시련은 지워지지 않는 상흔과 흔적을 남기는데, 어린 시절 너무 이른 나이에 부정적인 사건을 경험한 경우에는 특히 더 그렇다.

부정적인 사건은 유아기나 청소년기 아이들이 스트레스, 두려움, 불안정, 괴로움을 느끼는 모든 상황과 관련된다고 흔히들 생각한다. 이는 성숙도에 따라서 다를 수 있다. 부모의 이혼이 3세 아이와 18세 아이에게 동일한 영향을 미치지는 않기 때문이다. 여기서 문제는 이혼이 아니다. 중요한 건 부모가 이혼이라는 사건을 어떻게 다루느냐이다. 결혼에 실패했다고 해서 이혼도 실패라는 법은 없다는, 이혼에 대한 이 자명한 이치를 명심하고 또 명심한다고 해도 말이다!

부정적인 경험이 우리에겐 흥미로운 요소인 게, 부정적인 경험은 우리가 인생의 여정에서 극복해야 하는 시련을 반영하기 때문이다. 시련은 성장을 방해하는 위기 요소로 우리에게 주어진다. 위기에서 빠져나오기 위해서는, 때로는 살아남기 위해서는 '적들'을 이겨야 한다. 그러므로 시련은 우리가 인생을 살면서 피할 수 없이 맞닥뜨려야 하는 사건들의 총집합이라고 할 수 있다. 이 사건들은 괴로움이나 심적 트라우마를 유발하며, 우리가 직면해서 그럭저럭 잘 넘을 수 있었던 장애물로 간주되기도 한다.

학창 시절 나를 괴롭혔던 사람을 슈퍼마켓에서 마주치면 다양한 감정이 휘몰아친다. 어떻게 해서든 그 사람의 시선을 피하고 싶고, 제발 그 사람이 나를 알아보지 못했으면 좋겠다. 왜냐하면 나를 알아보는 순간 그 사람은 나에게 영향력을 다시 행사하려 할 것이고, 찰나의 순간에 나는 그 시절 놀람을 견뎌야 했던 복종적인 아이로 되돌아갈 것이 확실하기 때문이다. 인생은 참 재미있지 않은가? 당신은 가정을 꾸리고 아빠 혹은 엄마가 되었다. 심지어 한 조직의 대표나 막중한 책임을 지는 기업 대표가 되어 있을 수도 있다. 그런데 카트를 끌며 장을 보고 있는 '멍청이' 하나의 등장으로 당신은 어찌할 바를 몰라 한다. 다시는 그러지 않을 거라 장담했지만 자동차로 돌아온 당신은 차창으로 학창 시절 이름을 날렸던 그(이 사람의 삶 또한 순탄치 않았을 것이다)를 쳐다보며 몸을 떨고 있다.

그 '멍청이'도 우연히 당신을 괴롭힌 건 아닐 것이다. 사실 이런 종류의 사람들은 종종 자신이 겪는 고통을 되넘기려 한다. 그래서 자신이 겪는 고통과 유사한 고통을 가진 가장 취약한 사람들을 괴롭히면서 이득을 취한다. 학교에서 모르는 사람이 없을 정도로 유명했던 아이들은 어른이 되면서 빠르게 변한다. 모든 아이의 부러움을 사고, 예쁘고 잘 생기고, 한편으로는 우스꽝스러운 그들은 전형적인 가벼운 성격의 소유자들이다. 센 척을 하거나 얼굴이 반반했다는 특징이 있다. 그런데 그런 사람들은 오래 가지 않는다는 사실을 알아챘는가? 자기들만의 작은 세상에 과도하게 도취된 그들은 다른 사람들보다 더 빨리 시들어간다.

이혼이 아이들에게 주는 영향

앞서 했던 얘기로 돌아가자. 시련은 보통 영향이 최소화되고 무시된 사건들에서 비롯된다. 그중에서도 종종 대수롭지 않게 보이지만 우리의 관심을 받을 자격이 충분한 두 가지 경우가 있다. 부모의 이별, 그리고 이혼이다.

어렸을 때 나는 유치원에서도, 초등학교와 중학교에서도 반에서 유일한 '이혼가정 자녀'였다. 이는 나의 흠과도 같았는데, 몇몇 부모는 자녀들에게 '잠재적인 악의 근원'인 나와 같이 노는 것을 금지했다. 그런데 인생이 참 재미있는 게, 그후로 사회 분위기가 크게 달라져서 지금은 오히려 부모가 이별하지 않은 아이들이 학교에서 '튄다'. 부모의 이혼이나 이별은 참 신기한 현실을 보여준다. 부모들에게는 이것이 점차 보편화되는 반면, 평생 각인될 수도 있는 비극의 목격자인 아이들에게는 아무런 보호 장치가 없다.

2세 미만의 아이들은 이혼이 뭔지 이해할 수 없고 이혼으로 인한 영향을 혼자서 감당할 수도 없다. 하지만 뭔가가 잘못되었다거나 적어도 무언가 변했다는 것을 마음 깊숙한 곳에서는 느낀다. 내면에서는 소외감이 자라면서 엄마나 아빠의 부재를 인지하는데, 특히 주변 환경이나 자신을 양육하는 사람이 안정감을 충분히 주지 않을 때 그렇다.

조금 더 큰 아이들의 경우, 가령 6~12세 아이들은 상황을 좀 더 잘 이해한다. 부모의 이혼을 겪으며 우울증을 겪는가 하면 부모의 이별을 마치 애도하는 것처럼 슬퍼한다. 이 나이대 아이들은 부모의 화해를 바라지만 보통 바라는 대로 되는 경우는 드물다. 또한 충성심 갈등이 일어나는 시기이기도 하다. 부모 중 한 사람과 너무 가까이 지내는 건 아빠 또는 엄마를 배신하는 것일 수도 있다는 갈등이 인다. 부모의 이혼으로 자신이 버림받지 않을까 두려운 아이는 부모의 문제와 고통을 자신이 떠안으려고 하면서 갑자기 철이 들고 아이다움을 멈출 수도 있다. 동시에 공감능력이 발달하면서 부모를 더욱 가깝게 느끼고 그들을 위로할 방법을 찾는다. 엄마와 아빠는 앞으로 어떻게 될까? 어떻게 하면 그들의 고통을 가라앉힐 수 있을까? 그렇게 자연스레 부모와 아이의 역할이 뒤바뀌는 상황이 연출된다. 인생의 걱정거리를 다루면서 부모가 해야 할 고민을 아이도 떠맡는 것이다.

사춘기 직전의 아이들은 가정을 깨뜨린 엄마나 아빠에게 슬픔과 분노로 저항을 표출한다. 또 자신의 세계에 틀어박혀 스스로를 고립시키면서 삶과 사랑에 대한 믿음을 잃는다. 학교 생활에 흥미를 잃거나, 반대로 과할 만큼 집중하고, 집중력이나 주의력 문제를 경험하는가 하면, 타인에게 공격적인 태도를 보이기도 한다.

이처럼 부모의 이별이라는 현상은 아이의 연령과 성장 환경에 따라 아주 다른 반응을 일으킬 수 있다. 그러므로 아이들이 특별히 부정적인 반응을 보이지 않거나 혹은 반응을 아예 보이지 않아도 주의를 하고 신경을 쓸 필요가 있다. 부모는 너무 성급하게 별 탈 없이 모든 게 잘 흘러가고 있다고 판단할 수도 있다. 정말로 아무 일이 없는 걸까? 신중하게 살펴봐야 한다. 사이가 좋지 않거나 그래서 서로를 증오하게 된 커플들의 문제를 이야기하는 게 아니다. 더 이상 서로를 사랑하지 않거나 서로를 미워하는 두 사람이 어떻게 같은 지붕 아래에서 살 수 있을지에 대한 이야기이다. 너무나 진부하고 평범한 이런 사건들이 아이들에겐 엄청난 영향을 끼칠 수 있다는 사실을 자각하는 것에 대한 문제이다.

이혼 후에 '공평한' 방식으로 아이가 부모의 거주지에 머무르게 하는 제도인 공동양육은 2000년대부터 보편화되기 시작했다. 공동양육의 초기 목적은 견고한 친권을 장려하는 것이었다. 좋다! 그런데 이를 우리가 알고 있는 애착 이론들에 조명해보면 3세 미만 아이들에게 공동양육은 학대로 간주될 수 있다고 거의 확신한다. 이 시기의 아이들은 양육자에게서 떨어져서는 안 되는데, 전문가들이 '대상 영속성'이라고 부르는 개념을 획득하기 전이기 때문이다. 이 시기의 아이들은 엄마가 시야에서 사라지더라도 어딘가에 계속 존재하며, 잠깐 자리를 비우더라도 엄마가 다시 돌아올 것이라고 이해하지 못한다. 아침에 배우자가 직장에 가기 위해 당신을 떠난다고 해서 당신은 절망하거나 슬픔에 잠기지 않는다. 저녁이 되면 집으로 돌아와서 당신을 안아줄 거라는 사실을 알기 때문이다. 만약 당신이 대상 영속성을 획득하지 못했다면 매일 아침 배우자가 직장으로 떠나는 걸 볼 때마다 작은 죽음 또는 이별의 아픔을 느끼며 살아갈 것이다.

어느 일정한 나이가 되기 전까지는 아이들이 이 현상을 이해하지 못한다. 누군가로부터 분리되는 것을 자신을 저버리고 떼어놓고 고통을 준다고 여긴다. 왜냐하면 눈에 보이지 않으면 존재하지 않는다고 여기기 때문이다. 우리는 애착장애가 아이의 성장에, 그리고 그 아이가 어른이 된 뒤에 얼마나 중요한 영향을 끼치는지를 알고 있다. 3세 이상 아이들의 경우, 만약 두 거주지를 오가는 공동양육과 양육자와 떨어져 지내는 상황들이 갑작스럽게 닥친다면, 이런 상황들이 준비가 미흡하고 중간 과정 없이 너무 급작스럽게 진행된다면 이는 아이에게 트라우마적 영향을 미칠 수 있다. 청소년기 아이들은 조금 다를 수 있는데, 이 시기에는 애착이 주로 사회적 환경이나 친구, 귀속 집단을 중심으로 형성되기 때문이다. 물론 청소년들도 부모로부터 떨어지는 상황을 힘들어한다. 자신의 물건을 들고 이 집 저 집을 오가고, 늘 다른 집으로 떠날 준비를 해야 하고, 고정된 주거지 없이 지내는 건 쉽지 않다. 특히 부모가 의붓자녀들과 함께 재혼가정을 꾸린 경우라면 더욱 그렇다. 이래도 부모의 이별을 그저 평범하고 대수롭지 않은 주제라고 할 수 있을까? 아무래도 그렇지는 않은 것 같다. 사건의 중심인물인 부모가 서로를 존중하고 아이들을 존중하지 않는 경우엔 특히 말이다.

체벌이 마음에 남기는 흔적

오랫동안 언론에서 다룬 또 다른 부정적인 사건이 있는데 바로 체벌이다. '옛날부터' 당연시되어온 이 행위는 아이들의 정신 건강에 중요한 영향을 끼칠 수 있다.

나는 초등학생 때부터 중학생 때까지 내내 말썽을 피운 아이였다. 그 덕분에 외할머니는 내가 다닌 학교들의 교장선생님들을 모두 만날 수 있었다. 외할머니는 주로 (프랑스) 교육 기준에서 대표적 문제아인 내가 저지른 일들 때문에 학교로 불려갔다. 외할머니는 프랑스어를 완벽하게 이해하지는 못했지만 내가 학교에서 하루 종일 말썽을 부리고, 성적표에서 만점이 10점이 아니라 20점이라는 사실을 정확하게 이해하셨다. 그러면 나는 빗자루나 나무 숟가락으로 맞곤 했다. 가끔 아빠는 주말에 오셔서 가정교육에 보탬이 되고자 외할머니의 뒤를 이어 내게 체벌을 했다. 따귀를 때리고 허리띠로 심하게 매질을 했다. 그리고 집에 가끔 들르는 삼촌 또한 나의 지적 발달에 도움을 준다는 명목하에 체벌에 동참했다. 한마디로 엉덩이 체벌, 구타, 연타는 내 일상의 일부였고 그 시절 또래 아이들도 흔하게 겪던 일이었다.

최근 연구에 따르면 많은 아이가 아직도 훈육을 목적으로 일상에서 부모가 행사하는 체벌을 당하고 있다고 한다. 하지만 현행

법은 모든 아이의 존엄성과 신체적·심리적 무결성을 보호하며 체벌을 금지하고 있다. 사람들은 보통 이 주제에 대해 양면적인 입장을 보인다. 한 환자는 부모한테서 자주 엉덩이 체벌을 받았는데, 결과적으로 부모의 체벌 덕분에 자신이 제대로 된 인간이 되어 올바른 길을 갈 수 있었다고 말했다. 그래서 나는 학교 폭력을 바라보는 양면성을 이해해볼 목적으로 그 환자에게 마음 연습을 권했다(당신도 한번 해보길 바란다). 나는 그 환자에게 "당신은 부모예요. 당신에게는 자녀가 있어요. 그렇죠? 어떤 방법을 동원해서라도 그 아이들이 당신의 입장이 되어 당신이 어린 시절 겪은 일을 그대로 겪는다고 상상해보길 바랍니다. 당신이 겪었던 그 순간들을 아이들이 겪게 하고 싶은가요?"라고 물었다. 환자는 "무엇보다도 내가 겪은 일을 아이들도 겪게 하는 건 절대 있을 수 없는 일"이라고 단호하게 답했다. 지금은 아빠가 된 이 환자는 자신의 어린 시절을 얘기할 때 체벌을 그렇게 심각한 일로 여기지 않았고, 심지어 긍정적인 영향을 끼쳤다고 말했는데 말이다. 그 고통스러운 사건을 경험한 어린 시절의 자신에 대해서는 공감하기를 차단하고 거리감을 두고 판단했다. 마치 그 시절 어른들이 그랬던 것처럼 말이다. 그런데 지금 환자에게 가장 중요한 사람을 자신의 입장에 놓았을 때는 전혀 다른 반응을 보였다. 명백한 거부 의사를 표현한 것이다. 자신의 아이들이 그런 일을 당하는 건 허용할 수 없고 생각조차 할 수 없다며 아이들을 보호하려는 의지가 거의 본능적으로 나온 것이다. 참 재미있지 않은가? 당신이라면 어떻게 하겠는가?

'체벌'은 파괴적 성격을 지니고 있음에도 여전히 통용되고 있다. 체벌이 유발하는 스트레스와 두려움은 아드레날린과 코르티솔의 분비를 도와 건강과 뇌의 발달에 문제를 일으킨다. 그러니 폭력은 반드시 멈춰야 한다! 건강 문제 외에도 폭력은 지능지수IQ를 비롯한 지적 능력을 감소시킬 수도 있다. 아이는, 우리가 선택할 수 있는 다른 교육적 방법이 없다고 해서 우리가 분을 풀 수 있는 샌드백이 아니다. 따귀를 한 대 때렸다면 그다음에는? 주먹을 휘두른다고? 좋다. 그럼 그다음에는? 이번에는 발로 찰 것인가? 폭력의 수위를 높이는 이런 행위는 무의미하고, 종종 최악의 상황으로 치달아 돌이킬 수 없는 순간까지 간다. 엉덩이 체벌의 효과는 파괴적일 뿐이다. 돌이킬 수 없이 파괴적인.

아이에게 상처를 입히려면 왜 아이를 낳았는가? 아이들의 감정과 뇌의 회로는 활발하게 형성되어가고 있다. 아이를 나무라거나 위협하고, 소리를 지르고 화를 내거나 때린다면 아이의 일부 대뇌 연결은 발달하지 못한다. 이런 아이가 성인이 되면 정서적 능력이나 공감능력이 떨어져서 무엇보다도 감정을 조절하고 분노를 제어하는 데 어려움을 겪을 것이다. 반대로, 어른이 아이를 진정시키고 아이의 감정을 제어할 수 있다면 옥시토신의 분비를 도와 행복감을 불러일으키고 감정을 조절하고 스트레스를 줄이는 데 도움을 줄 것이다. 엉덩이 체벌은 결국 우리 아이들을 바보로 만들고 아이의 공격성을 높이고 자존감을 떨어뜨릴 뿐이다. 최악 중 최악은 어린 시절에 체벌로 망가진 그 '멍청이들'이 훗날 자녀에 대한 체벌을 지지하게 된다는 것이다. 악순환의 굴레인 셈이다. 체벌이 가장 확실한 방법이라는 메시지가 세대에서 세대로 전해지다니, 이 얼마나 위대한 유산인가!

부정적 사건이 정신에 주는 영향

종류와 상관없이 부정적 사건들이 모든 연구에서 동일하게 보여주는 결과가 있는데, 바로 심리 질환의 발병 위험성을 현저하게 높인다는 것이다. 우울증, 불안장애, 공황발작, 양극성 장애, 경계성 성격장애, 혹은 PTSD나 복합 PTSD가 대표적이다. 그러므로 어린 시절에 겪는 부정적인 사건들은 어른이 된 뒤에도 가차 없이 불행과 고통을 가져다준다고 볼 수 있다.

부정적인 사건을 맞닥뜨릴 때 우리가 보이는 첫 반응은 '나에게 일어나는 일은 모두 부정적'이라고 믿는 것이다. 삶이 우리를 힘들게 할 때면 '그럴만하니까 내가 그런 상황에 처한 것이고, 그런 나는 아무런 가치도 없는 사람'이라고 생각하게 된다. 아이들은 부정적이거나 긍정적인 자아의 이미지를 아주 일찍 내면화한다. 학교에서 괴롭힘을 지속적으로 당하거나 집에서 모욕을 당하고 학교 성적은 늘 바닥을 친다면 아이는 자신이 형편없고, 어리석으며, 멍청하고, 아무 쓸모없는 사람이라고 생각할 수밖에 없다. 뇌 속의 기억망이 자신에 대해 습득한 지식 중에서도 주로 부정적인 정보들로 구성된 망을 기반으로 조직되고 형성되기 때문이다.

과거에 나는 '자기도식self-schema'을 연구한 적이 있는데, 특히 학교를 배경으로 한 자기도식이었다. 연구 방법은 간단했다. 컴퓨터 화면에 긍정적인 성격의 특징들(정직한, 똑똑한, 따뜻한…)이나 부정적인 성격의 특징들(부정직한, 어리석은, 바보 같은…)을 띄우고, 실험에 참여한 학생들이 버튼을 최대한 빨리 누르면서 모니터에 나타난 특징이 자신을 묘사하는지 아닌지를 대답하는 식이었다. 결과는 명백했다. 부정적인 자기도식을 가진 학생들보다 긍정적인 자기도식을 가진 학생들이 긍정적인 특징들에 보인 반응 속도가 현저히 빨랐다. 반대로 부정적인 자기도식을 가진 학생들은 부정적인 특징들을 거부하고 자신을 제대로 묘사하지 않는다고 말하는 데 더 많은 시간을 할애했다.

우리의 기억 속에는 긍정적이거나 부정적인, 또는 실패 도식이나 성공 도식이 자신도 모르게 조직된다. 그 강도가 어느 정도로 심하냐면 '성적이 나쁜 학생' 도식을 내면화한 학생들의 뇌는 "정말 잘했구나.", "이번 과제 너무 잘했어."와 같은 긍정적인 피드백을 줘도 이런 정보를 아예 처리하지 않는다. 그렇게 자신에 대해 성적이 나쁘고 사랑받지 못하고 사랑받을 만한 가치가 없거나 인생에서 기대할 것이 아무것도 없는 사람이라고 생각한 아이들은 그에 상응하여 행동할 뿐이다. 인생의 실패와 좋지 않은 경험들은 결국 그들이 이미 겪은 일들의 연속일 뿐이기에, 그들은 흥분하고 긴장된 상태로 스트레스를 받으며 가차 없이 자신에게 떨어질 다음 '불운'의 씨앗을 기다린다. 그래서 불가피하게도 스트레스와 불안, 두려움은 그들의 심리학적 환경을 구성하는 하나의 요소가 된다. 그들은 지금까지 자신에게 닥쳤던 시련들을 되풀이할 뿐만 아니라 이에 더해 최악의 삶을 기다리게 된다. '최고는 다른 사람들을 위한 것'이라고 생각하는 환자들이 우울증과 불안을 호소하는 것은 당연한 일이다.

이런 종류의 장애가 생기면 늘 따라오는 것이 있는데 바로 중독이다. 가끔 술을 한잔 마시거나 대마초를 피우는 것은 해가 될 게 없다. 중독 문제에 대해 내가 도덕적인 시각을 가질 거라고는 기대하지 마라. 나는 죽는 것보다 술을 마시는 게 낫다고 생각하는 사람이다. 다른 방법이 없는 이들에게는 가끔 과음과 마약 복용이 그들이 인생을 조금 덜 힘들게 살아갈 수 있는 유일한 해결책처럼 보인다. 술은 최고의 진정제로, 우리가 인생을 살면서 한 번쯤은 그 효과를 확인해본 경험이 있다. 하지만 인생을 외면하기 위해서 술을 마시고 마약을 계속 하다 보면 결국 죽음을 피할 수 없게 된다. 알코올과 마약이 우리 내면에 미치는 파괴력이 엄청나기 때문이다. 알코올과 마약은 우리의 불안을 잠깐 진정시키지만, 정말 잠깐일 뿐이다. 살아 있다는 느낌을 줄 수도 있겠다. 중독 현상을 얘기할 때 우리는 종종 감각 추구 성향을 언급한다. 중독에 빠진 환자들이 살아 있다는 감각을 추구하는 것이다. 당신의 일부가 완전히 죽었다고 생각될 때 살아 있는 느낌을 위해서라면 뭐라도 할 수 있을 테지만, 알코올이나 마약을 통해 얻게 되는 인위적인 쾌락은 이 늪을 벗어나지 못하게 해서 알코올이나 마약의 노예가 될 정도로 의존적이게 만들어 결국 값을 치르게 한다.

아주 평범한 증상으로 간주되지만 실은 과거에 겪은 부정적인 경험과 트라우마의 영향 아래에 있는 섭식장애에 대해서도 얘기해보자. 연인과 이별하거나 직장에서 하루 종일 스트레스를 많이 받은 후에 아이스크림 한 통을 비우는 것만큼이나 위안이 되는 건 없다. 먹어치울 음식에 정신을 빼앗긴 우리는 거의 이성을 잃고 다시는 돌아오지 못할 길을 간다. 그리고 마치 '또 다른 내'

가 먹었다는 사실에 죄책감을 느끼고, 수치스럽고 무슨 일이 일어났는지 이해할 수 없다고 여긴다. 이것은 원나이트 상대와의 관계에서 느낀 오르가슴과도 같다. 절정에 다다르자마자 수치심과 후회, 죄책감, 그리고 자신의 나약함과 실수를 유일하게 목격한 그 불청객을 내쫓고 싶은 간절함을 부르는 오르가슴 말이다. 학대나 폭행, 강간을 당한 몸을 가리고 숨길 수 있는 방법 중의 하나는 체중을 늘리는 것이다. 지방을 방패 삼아 가려진 신체는 어떠한 욕망의 시선에서도 안전할 수 있다. 욕망의 대상이 되지 않기 위해 여성스러움을 없애는 사람도 있다. 이런 환자들의 자존감은 이미 침해되었으며, 자신의 몸에 대한 이미지 역시 왜곡되어 있다. 그렇기에 이런 현상을 단순히 증상의 발현이나 의지 부족으로 치부해서는 안 된다. 외모와 미에 집착하는 현 시대 현상인 '비만 포비아'는 공감의 결여와 무지, 그리고 이러한 환자들의 고통에 대한 이해 부족을 보여준다.

    마지막으로 자살을 빼놓을 수 없다. 자살은 우리 사회에서 여전히 금기시하고 있는데, 부정적인 경험이 자살로 이어지는 경우가 많기 때문이다. 이때 이따금씩 우리의 머릿속에 스치는 자살에 대한 생각과 좀 더 '구체적인' 자살에 대한 생각을 구분해야만 한다. 예를 들어 주변에 있는 누군가에게 자살할 계획이 있다는 말을 들었는데, 그 사람이 정말 실행할 것처럼 보이고 동시에 심적으로 아주 혼란스러운 상태라면 바로 조치를 취해야 한다. 즉시 약물치료와 정신치료적 개입이 이루어지도록 말이다. 자살과 심리정서장애 간에는 깊은 연관성이 존재한다. 우울증이나 알코올 섭취도 위험요소들이다.

   자살은 용기 있는 행동일까, 비겁한 행동일까? 절대 끝나지 않을 논쟁이다. 더군다나 이 논쟁을 이끄는 사람이 아무런 문제없이 잘 살고 있는 사람이라면 더욱 그렇다. 우리의 운명을 통제할 수 없을 때, 이제 더 이상 기대할 것이 없다고 느낄 때, 희망도 꿈도 없다고 느낄 때면 고통을 완화할 방법을 찾고 싶은 마음이 들 수도 있다. 부정적인 사건을 인생에서 일찍 겪었다면 그 무게를 견디며 살아가는 게 고될 수 있다. 가끔은 흐린 하늘이더라도 일상에 해가 찾아온다면 인생을 살아갈 수 있지만, 순식간에 사라지는 별똥별만큼이나 희망이 덧없는 밤만 있다면 그런 인생에서 길을 찾는 건 힘든 일이다.

부정적 사건이 건강에 주는 영향

어린 시절에 겪은 고통이 성인이 되어 겪는 만성질환의 원인이라면? 정상이 아닌, 기괴한 생각으로 들릴 수도 있겠다. 어떤 사람들은 심리학자들이 지껄이는 무의미한 이야기라고 폄하할지도 모르겠다. 그래도 정신분석가들이 이미 시도한 것처럼 '모든 건 심리적이다'라고는 안 하겠디! 자폐증을 유전적 신경발달장애라고 보는 것은 아주 오래전부터 세계적으로 통용되고 있는 가설이다. 그런데 수십 년간 프랑스에서는 많은 정신분석가가 자폐증을 유전적 신경발달장애가 아니라고 주장하고 있다. 그들은 자폐증을 '제대로 기능하지 못하는 가정환경에서, 특히 아이가 엄마와의 관계에서 문제들을 경험할 때 나타나는 심리적인 상태'라고 봤다. 그들은 어쨌든 언젠가는 현실을 직시하고 '엄마의 잘못'이라는 것을 인정해야 한다고 주장했다. 이들은 아이에게 끼치는 엄마의 나쁜 영향이 확산되는 걸 멈출 수 있다면 아이들에게 나타나는 문제들도 사라질 것이라고 얘기한다. 그러면 아이들은 행복하고 충만한 인생을 살 수 있을 것이고 결과적으로 세상도 잘 돌아갈 것이라니, 이게 무슨 말도 안 되는 소리인가!

 부정적 경험과 관련해서, 어린 시절에 겪은 심리적 고통과 성인이 된 후 겪는 신체적 고통과의 연관성을 입증하는 논의는 충분히 많다. 섭식장애 및 비만 클리닉을 운영하던 내과의사 빈센트 펠리티Vincent Felitti는 1990년대에 처음으로 이를 보고한 사람이다. 이 의사에 대해 '어린 시절에 겪은 심리적 고통과 성인이 된 후 겪는 신체적 고통과의 연관성의 존재를 최초로 고려한 사람'이라고

까지는 단언하지 못하더라도, 이 방향으로 흥미로운 가정들을 시도했다고는 말할 수 있다. 그는 환자와의 면담과 좀 더 과학적인 연구를 바탕으로 환자들의 고통스러운 과거와 그들이 겪고 있는 질병 사이의 상관성을 알아보고자 했다. 그 결과, 비만이 있는 환자들의 과거력에서 어릴 때 겪은 성적 또는 신체적 폭력, 부모 상실, 부모의 알코올의존증 사건들이 두드러졌다. 그 후 빈센트 펠리티는 여러 다른 연구들을 시행했으며 세계의 많은 연구원이 그의 뒤를 이어 이 주제를 연구했다. 그리고 학대와 무관심, 가정 내 폭력 등 아동기의 부정적 경험과 성인기에 나타나는 건강 문제 사이에 인과관계가 있다는 사실을 모두 입증했다.

거기에 더해 아주 특징적인 용량-반응 관계가 있는 것을 발견했다. 자세히 말하면, 어린 시절에 힘든 사건을 많이 맞닥뜨린 사람일수록 성인이 되어서 큰 질환을 앓게 될 위험성이 크다는 것이다. 심하게는 그렇지 않은 사람들보다 더 일찍 죽을 위험성이 높다. 이 현상은 흡연 및 과체중과 심장병, 뇌졸중 등에서 발견되었다. 이 용량-반응 현상은 오늘날에는 대중에게 많이 알려져 있지만 당시 연구원들에게는 충격적인 사건이었고, 이후 관련 연구가 쏟아져 나왔다. 가령 2016년 웨일스에서 진행된 연구에서는 아동기와 청소년기에 부정적 경험을 한 사람은 그렇지 않은 사람보다 4배 더 건강에 문제가 있으며, 일반의 진료를 2배 더 받고,

병원 입원 횟수가 3배 더 많았다는 사실이 증명되었다. 일반적으로 이 건강 문제는 30~40세 전후에 나타나기 시작해 심혈관계 질환, 당뇨병, 호흡기 질환, 암 구분 없이 나이가 들면서 더 심각해지는 것으로 보인다. 즉 이중처벌인 셈이다. 어린 시절 부정적 경험의 고통을 겪었다면, 안됐지만 묘지나 납골당에서 남들보다 더 일찍 삶을 마감할 가능성이 높다는 걸 명심하라. 다행인 건 지금 당신은 이 책을 읽고 있다는 것이다. 삶의 위기들을 성공적으로 모면할 수 있다면, 몇 년을 더 살고 싶다면, 더 나아가 윤택한 삶으로 몇 년을 더 살고 싶다면 마지막 장으로 건너뛰어 8장 '모든 것에는 답이 있다' 부분을 읽으면 된다. 당신은 살았다!

어린 시절에 겪은 부정적 경험이 어른이 된 뒤에 어떻게 정신병리학적 장애와 건강 문제 발현의 위험요인이 되는지를 설명하는 방법에는 여러 가지가 있다. 부정적 경험은 이른 나이에 나타나는 만성적인 스트레스 요인으로, 신체의 균형을 무너뜨린다. 그 영향으로 어린 시절에 부정적 경험을 겪은 사람들은 나중에 나타날 스트레스 요인들에 생리학적으로 심리학적으로 더 민감할 수 있다. 연구를 통해 제시된 가정들 중 하나는, 이른 나이에 겪는 부정적 경험은 몇몇 신경회로를 민감하게 하는 결과를 초래한다는 것이다. 이외에도 이 분야에서 시행된 연구에 따르면, 어린 시절에 부정적 경험을 크게 겪은 사람은 높은 수치의 염증* 바이오마

커를 보였다. 심하지 않은 염증이지만 시간이 지나면서 염증의 정도가 천천히 단계적으로 높아지는 특성 때문에 전문가들은 이를 '침묵의 만성염증'이라 부른다. 만성염증이 몸 안에 자리 잡게 되면 거의 장기적으로 질병, 특히 자가면역질환이나 당뇨병, 비만으로의 진행을 촉진한다. 낮은 수준의 만성염증은 유전과 생활방식에 반응할 수 있다. 이 모든 것이 어린 시절에 부정적 경험을 겪은 피해자들이 평생 만나게 되는 정신 건강과 신체 건강 문제들에 대한 취약성을 응집시킨다. 또한 부정적 경험은 뇌와 내분비계, 면역계가 받는 스트레스 강도를 높이는 독성 스트레스를 유발할 수 있다. 그러면 일종의 신체적 마모 상태에 직면하게 된다. 만성염증의 반복이 부정적 경험으로 생성된 스트레스에 노출된 환자의 신체를 닳게 하는 것이다. 관련된 연구 결과를 보면, 어린 시절 두 가지 유형 이상의 부정적 경험을 겪은 사람은 '알로스타틱 부하allostatic load'가 다른 사람들보다 높다. 알로스타틱 부하가 높을수록 환자의 건강 상태는 더 안 좋아진다. 알로스타틱 부하는 일종의 극심한 피로를 유발하여 몸을 공격하는 내적 또는 외적 질병들에 효과적으로 대항해 싸울 능력을 현저히 떨어뜨린다. 이는 대사장애나 심혈관계 질환의 출현처럼 건강 문제나 질병이 생길 가

- 염증은 외부적·내부적 공격에 대한 면역계의 반응이다.

능성을 높인다.

조상들의 말이 맞았다. 고통과 슬픔, 괴로움은 우리를 미치게 하고 아프게 한다. '나쁜 피'나 '검은 피'의 이야기가 아니다. 더 심오하고 은밀한 이야기이다. 과거의 고통을 고스란히 담고 있는 장소가 몸이기 때문이다. 물론 이성을 잃어서는 안 된다. 만성질환의 원인을 부정적 경험으로 한정 지을 수는 없다. 일반화하지는 말자. 그럼에도 진료실을 찾는 사람들은 기구하고 슬픈 사연을 가졌을지 모른다는 사실은 염두에 둬야 한다.

5장   불행은 어떻게
DNA를 재구성할까?

"우리는 조상으로부터 고통도 슬픔도 물려받을 수 있다."

이제 우리 신체에서 일어나는 일들 대부분을 관장하는 뇌와 유전자를 다룰 시간이 왔다. 우리가 부정적인 사건이나 트라우마성 사건들을 대면할 때가 대표적인 경우이다. 차차 이야기하겠지만 이런 사건들은 뇌의 형성과 유전자 발현에 영향을 준다. 환경과 생물학적 개체의 관계는 단방향이 아니다. 만약 그랬다면 세상은 너무 쉬웠을 것이다. 사실 이 관계는 연구원들이 지금까지도 연구 중인 매우 복잡한 메커니즘으로 이뤄져 있다.

　뇌가 변형되면 피해자가 타인과 자신을 대하는 방식이 달라진다는 것은 많이 알려진 사실이다. 작든 크든 모든 변화는 그렇게 우리를 변화시킨다. 알츠하이머를 앓고 있는 사람을 본 적이 있을 것이다. 알츠하이머는 뇌를 빠른 속도로 퇴화시키는데, 부모나 조부모가 알츠하이머에 걸리면 내가 사랑하는 사람의 인격이 달라지는 과정을 지켜봐야 하는 슬픈 경험을 하게 된다. 시간이 지나면서 알츠하이머 환자의 행동과 반응, 태도는 변하기 마련이다. 너무나도 낯선 모습에 당신이 알던, 당신이 사랑했던 부모는 이제 더 이상 없다고 느낄 만큼 말이다. 피할 수 없어 맞이해야 하는 죽음이 이들을 데려가기도 전에 우리가 사랑하는 이들은 이미 우리를 떠난 것이나 다름없다.

조금 덜 끔찍한 예가 있다. 바로 색맹이다. 색맹은 시력 이상으로 색상을 제대로 인지하지 못하는 질환이다. 발병에는 유전적 요소의 영향이 크지만 뇌나 신경의 손상이 원인일 수도 있다. 색맹(식사 자리에서 사람들에게 아는 척을 하고 싶다면 '색약'이라는 단어를 써도 좋다)에는 초록을 구분하지 못하는 색맹과 빨강을 구분하지 못하는 색맹, 색을 전혀 구분하지 못해 명암의 차이만으로 물체를 인식하는 전색맹 등 여러 형태가 있다. 전색맹인 사람에게는 색이 낱말과 같기 때문에 지하철 노선도를 보는 일이 곤욕스러울 수밖에 없다. 승객의 안전을 책임지는 항공관제사나 30초 내에 빨간 선을 잘라야 하는 폭탄 처리 전문가는 색맹자에게는 불가능한 직업이다. 한편 루빅 큐브 맞추기를 할 때는 더 유리하다는 느낌을 받을 수 있으나, 축구 경기를 보는 것은 무의미한 일이다. 이처럼 색맹자가 보는 세상은 그렇지 않은 사람들이 보는 세상과 완전히 다를 수밖에 없고, 운전을 하는 것 같은 상황에서는 그들의 행동이 충격으로 다가올 수도 있다.

무거운 유산

이처럼 뇌의 변화로 두려움이나 불안, 괴로움을 제어할 수 없게 되면 어떤 결과가 생길지 상상해보자. 살면서 당신이 가장 무서워하는 게 무엇인지, 가끔 꿈에까지 나와 당신을 괴롭히는 게 무엇인지 잠시 떠올려보자(우리는 모두 두려움을 숨긴 채 살고 있다. 람보마저도!). 이런 상황을 끊임없이 맞닥뜨리도록 인생이 우리에게 짐을 지운다면 어떨까? 일상 자체가 고역일 것이다.

그런데 이게 바로 부정적인 사건과 트라우마 피해자가 겪는 일이다. 무언가가 잘못되어서 끊임없이 자신이 위험에 처했다고 느끼고, 과거에 경험한 최악의 고통이 언제라도 다시 재연될 것처럼 여긴다. 지속적인 불안과 공포, 두려움은 끊임없이 피해자의 문을 두드리는 불청객이다. 피해자들이 어디에 있든 무엇을 하든 상관없이 이 불청객은 수단과 방법을 가리지 않고 그들의 과거를 상기시킨다.

그런데 이게 전부가 아니다. 뒤에서 보겠지만 질병을 일으키는 사건은 유전자의 기능도 변화시킬 수 있는데, 이러한 유전자 기능 장애를 향후 우리 아이와 손주가 물려받을 수도 있다. 천재 가수 나나 무스쿠리Nana Mouskouri는 〈사랑의 유산L'amour en héritage〉(영어 버전 제목은 〈Only Love〉_편집자)으로 그런 환상을 품게 했을지 모르겠다. 당신이 50대 이하라면 이 노래를 모르겠지만 꼭 들어봤으면 한다. 우리는 조상으로부터 '고통'과 '슬픔'도 물려받을 수 있다. 특히 1절의 맨 첫 부분은 '나는 사랑의 유산을 받았어. 프로방스에서의 아침…'으로 시작한다. 나나 무스쿠리는 냉철하고도 분명하게 '광기와 천재가 여행을 하네…'라고 읊는다. 가사만 보면 후성유전학 전문가라고 할 수 있는 나나 무스쿠리는 '광기'도 물려받는다고 이미 경고했다. 사족이지만, 이는 정부가 세금 청구는 하지 않을 유산이다.

유전이 전부는 아니다. 환경 또한 우리의 미래 모습에 영향을 끼친다. 이러한 시각은 오늘날 어느 정도 받아들여지는 것처럼 보이지만 아직도 일부 학계와 사람들의 반대에 부딪히고 있다. 이는 우리의 취약성이나 미래에 대해 확신을 갖지 못하게 한다. 반대하는 이들은 자신만이 미래의 모습을 책임질 수 있으며, 자신의 인생은 전적으로 자신의 손에 달려 있다고 생각한다. 하지만 이는 사실이 아니다.

수년 전부터 분자유전학은 몇몇 정신질환 발현의 잠재적 원인인 유전부호의 이상 가능성을 식별하기 위해 정신의학과 정신병리학에 관심을 가져왔다. 상당수의 유전 표지자를 연구한 바에 따르면 유전자 대부분이 신경전달물질의 대사에 영향을 미친다고 한다. 신경전달물질은 두 신경세포가 정보를 교환하는 공간인 시냅스에서 신경세포들 간의(160쪽 그림 참고) 생화학 연결과 소통(신경충동을 통한 전기 소통)을 가능하도록 한다. 이 과정이 제대로 진행되지 않으면 뇌는 제대로 작동하지 못한 채 퇴화한다.

신경전달물질의 종류를 살펴보면 우리에게 꽤 익숙한 이름이 많다. '도파민'은 기분과 동기 부여를 책임지고, '노르아드레날린'은 긴장이나 수면의 질과 관련이 있으며, '세로토닌'은 수면과 식욕, 특히 우울증 같은 기분에도 관여한다. 알츠하이머를 앓는 사람들에게 부족한 '아세틸콜린'도 있는데, 알츠하이머는 아세틸콜린을 생산하는 신경세포를 손상시킨다.

이 모든 신경전달물질이 원활히 조절되고 시냅스에 충분하게 저장되어 있으면 신경세포들 간의 정보 전달도 순조롭다. 하지만 조금이라도 불균형이 발생해서 신경전달물질이 부족하거나 초과하면 뇌의 작동에 문제가 생긴다. 예를 들어, 세로토닌이 부족하면 우울 증상이 나타난다. 그래서 우울증 환자들에게 항우울제를 처방하는 것이다. 항우울제는 다양한 반응*을 거쳐 시냅스 내에

- 가령 SRI는 세로토닌의 재흡수를 억제하는 기능을 한다. 그래서 이 신경전달물질은 시냅스에 좀 더 오래 머물게 되고 감각신경세포가 알아봐줄 확률을 높여준다.

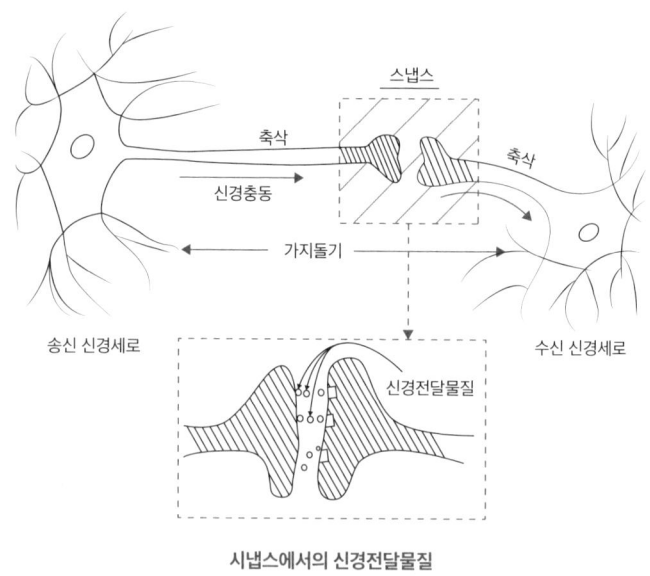

시냅스에서의 신경전달물질

서 세로토닌 분자의 양을 늘려 신경세포들 간의 소통을 복구한다. 세로토닌이 균형을 찾은 환자는 정상 수준에 가까운 기분을 되찾게 된다(항우울제를 복용하는 환자는 보통 수주 후에 개선을 감지한다).

뇌에서는 무슨 일이 벌어질까?

이번 장이 조금은 어려운 내용을 포함하고 있어 이해를 돕기 위해 '그림'을 준비했다. 우리 뇌가, 특히 부정적인 감정들을 다루는

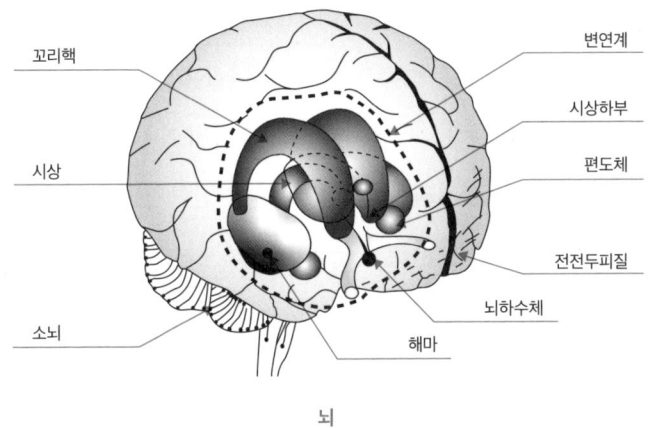

뇌

데 있어 어떻게 작동하는지(또는 작동하지 않는지) 이해하는 데 도움을 줄 것이다.

먼저 '편도체', '해마' 등의 용어는 알아두면 좋다. 감정을 구성하는 핵심 조직이기 때문이다. 뇌는 오래된 지식은 버리고 매일 엄청난 양의 새로운 지식을 받아들이는 가장 복잡한 기계이다. 그리고 이는 과학도 마찬가지다. 아마 내가 앞으로 말할 내용은 곧 아무 쓸모가 없게 되고, 미래에 있을 발견들이 우리가 누구인지를 이해하는 데 새로운 실마리를 제시하게 될 것이다. 이처럼 과학은 우리가 알고 있는 것이 영원하지 않음을 받아들이고 우리가 틀렸음을 인식하는 데서 기쁨을 찾는 여정이다. 지식이 주는 새로운 실마리를 향해 멈추지 않고 전진하는 것이다. 생각해보면 이보다 재미있는 일은 흔치 않다.

이 장에서는 감정을 다루는 데 핵심 역할을 하는 뇌의 여러 기관들을 알아볼 것이다. 각 기관에 대해 개별적으로 설명할 테지만 이 기관들은 서로 연결되어 있다는 점을 명심하자. 기관들을 개별적으로 다루는 이유는 뇌의 구조와 친숙해지는 데 유용하기 때문이다.

트라우마로 과민해지는 편도체

편도는 목에 위치한 아주 작은 기관으로 림프조직에 속한다. 오랫동안 우리는 편도에 대해 인체에서 하는 일이 전혀 없고 심하게는 '낡아빠진' 부분이라 여겨 편도 절제를 시행했다. 하지만 지금은 상황이 완전히 달라졌다. 그런데 지금 우리가 얘기하려는 조직은 편도가 아니다. 편도체는 뇌의 변연계에 위치한다(161쪽 그림 참고). 뇌의 '감정 센터'라고도 불리는 편도체는 공격성, 괴로움, 두려움 또는 기쁨과 같은 감정을 처리하는 데 결정적인 역할을 한다.

뇌가 두려움을 관리하는 과정을 자동차 운전 시스템에 비유해보자. 다음과 같이 두 종류의 운전 시스템을 갖춘 일종의 '감정 차량'이 있다고 가정해보자. 각 시스템과 그 기능은 이렇다.

- 가능하거나 필요할 때 속력을 내는 가속 시스템(감정적 부담이 증가한다.)
- 사고나 장애물을 들이받는 사고를 피하게 돕는 제동 시스템(감정의 강도를 제한한다.)

정상적인 상황에서는 사람들 대부분이 감정을 통제할 수 있다. 예를 들어, 공포 영화를 볼 때 두려움을 느끼는 동시에 이성적으로 판단한다. 우리의 머릿속 어딘가에서는 실제로 위험한 상황이 아니라는 것을 알기 때문이다. 비슷한 경우로, 우리는 추락 가능성을 두려워하면서도 비행기를 탄다. 일반적으로 비행기 추락 사고는 아주 드물다는 사실을 이해하기 때문이다.

불안이 잠재된 몇몇 상황 앞에서도 우리는 자신을 조절해 갑작스럽게 닥친 공포에 굴하지 않는 것처럼 행동할 수 있다. 만약 우리 뇌의 기관들이 조절과 제어, 중재 역할을 하지 못하면 공포 영화 한 편을 보면서 죽을 위험을 감수해야 하고, 비행기는 아예 타지 못할 것이다(특히 비행기공포증이 있는 사람들은 더욱 그렇다). 편도체는 여기서 감정의 가속 시스템 역할을 한다. 만약 편도체가 뇌에게 명령을 행하는 유일한 주체라면 우리는 끊임없이 비상 상황과 지속적인 두려움, 혼란을 느낄 것이다. 그렇게 되면 살아가는 게 무척 어려워질 수밖에 없는 게, 우리 마음은 공포로 가득 찰 것이고 우리 눈에 세상은 안전하지 않을 뿐더러 당장 위험에 빠질 수 있는 적대적인 환경으로 느껴질 것이기 때문이다. 반대로, 편도체가 없었다면 우리는 이 책을 읽고 있지 않을 것이다. 진화와 자연의 섭리 앞에서 우리는 아주 오래 전에 무릎을 꿇었을 것이기 때문이다.

역사적으로 인류는 위험에 맞서는 데 있어 신중하고 조심스럽게 행동해야 했다. 만약 두려움을 느끼는 능력, 즉 위험을 경계하는 능력을 발달시키지 못했다면 우리는 의기양양하게 동물들과 포식자들을 상대하러 정글로 들어갔을 것이고 틀림없이 살아남기 힘들었을 것이다. 포식자가 지금과는 완전히 다른 모습이었을 때, 그래서 생존하기 위해 끊임없이 싸워야만 했던 시대에는 명상과 차분함도 인류 발전에 아무런 도움을 주지 못했을 것이 분명하다.

이 신경생물학적 유산 덕분에 우리는 오늘날에도 여전히 조심하고 경계하며 살고 있다. 그런데 이 시스템이 일탈해 제동할 수 없게 되면 삶이 급격하게 힘들어진다. 이런 상태를 심적 트라우마나 부정적인 사건을 겪은 피해자들에게서 볼 수 있는데, 이들의 편도체는 과도하게 활성화되어 공포나 불안이 멈추지 않는다. 최근 아동학대 피해자들을 대상으로 한 연구에 따르면, 피해자의 편도체는 비정형적으로 발달된다고 한다. 그 영향으로 마치 주변에 위험이 항상 존재하는 것처럼 느껴서 만성적인 스트레스와 괴로움을 겪는 것이다.

트라우마로 줄어드는 해마

여기서 말하는 해마는 우리가 바다의 말이라고도 부르는 이상하게 생긴 물고기 '해마'가 아니다. 다만 변연계의 일부를 담당하는 해마가 물고기 해마를 닮아서 그런 이름이 붙여진 것은 맞다. 해마는 공간 기억과 (앞에서 얘기했던) 일화 기억, 스트레스, 감정 조절과 연관이 있다. 오래전부터 우리는 해마가 압박감, 좀 더 일반적으로는 기분의 조절과 관련이 있음을 알았다. 우울감을 오래 겪을수록 해마의 크기가 줄어든다는 사실 또한 잘 알려져 있다.

해마는 성인기에도 새로운 신경세포를 생성할 수 있는 드문 기관 중 하나이다. 신경 생성neurogenesis 과정이 멈추면 뇌는 보통 신경세포를 재생할 수 없다. 학자들은 트라우마 피해자들의 해마 크기가 수축한다는 사실을 발견했는데, 이 덕분에 우리는 오래전부터 해마가 PTSD 발현에 어떤 역할을 하는지를 알고 있다. 해마는 사건들의 상황을 고려하고 사건들의 의미와 시간적·공간적 사항들을 등록하는 역할도 하며, 우리가 앞에서 본 '감정 차량' 제동

시스템의 한 부분을 차지한다. 이쯤이면 해마가 수축하거나 기능이 퇴화할 경우 트라우마 피해자들은 자신의 과거나 트라우마적 경험과 관련된 위험에 노출된다는 것을 쉽게 이해할 수 있다. 왜냐하면 피해자들은 환경이 바뀌었다는 사실과, 지금의 환경이 더 이상 위험하지 않다는 점을 고려하기 힘든 상태이기 때문이다. 이들의 뇌는 감정을 현재 삶에 적응시키지 못한 채 트라우마적 기억과 그와 연관된 감정적 부담에만 복종한다.

속도를 제어하는 브레이크가 없다면 우리의 감정 차량은 균형을 잃고 통제를 벗어난다. 게다가 해마의 수축은 스트레스 호르몬의 신경독성, 특히 코르티솔의 과다 분비와 연관이 있다. 코르티솔의 상위 개념인 '당질코르티코이드glucocorticoid'(식사 자리에서 '색약'이라는 단어를 사용하지 못했다면 지금이 기회다!)가 과다 분비되면 해마의 신경세포들이 점차 죽게 되는데, 이를 '세포자살apoptosis'이라 부른다. 세포의 재생 불가에다 세포의 조기 사망까지, 걱정스러울 수밖에 없는 상황이다.

전전두피질과 PTSD

감정을 관장하는 변연계와는 달리 전전두피질은 적응력을 관리

한다. 일종의 지능과 의사결정, 냉철함을 관장하는 영역인 것이다. 전전두피질에 상해를 입은 사람은 자신의 감정과 두려움, 괴로움을 조절할 수 없게 된다.

전전두피질은 주변 환경을 고려하는 동시에 이성적인 사고를 가능케 한다는 점에서 그 기능이 해마와 비슷하다.

전전두피질은 뇌에서 가장 늦게 진화한 신피질의 일부 영역으로, 좀 더 고차원적이고 복잡한 정보를 처리할 수 있다. '감정 차량'에서 제동 시스템에 속하는 전전두피질은 편도체의 두려움과 감정이 과도할 경우 이를 조절한다. 전전두피질이 제대로 기능을 하지 않으면 뇌에서는 감정을, 특히 두려움을 전혀 조절할 수 없게 된다. 그러면 뇌는 멈출 수 없어 전속력으로 달리는 차량처럼 변한다. 대뇌를 제어해야 할 안전장치가 더 이상 기능하지 못하기 때문이다. 현실을 고려하지 못한 채 절박한 두려움과 위기감만 느끼게 되는 것이다.

안전한 공간에서 친절한 사람들에게 보호받으며 '상황을 벗어난다'고 해도 피해자들은 여전히 위험한 상태에 있다고 느낀다. 자신의 의지와는 상관없이 빠져나올 수 없는 괴로움과 두려움의 지배를 받는 것이다. 왜냐하면 감정 조절을 관장하는 뇌의 기관들이 더 이상 역할을 하지 못하기 때문이다. 신경 영상 기술을 이용한 흥미로운 연구가 있는데, 이에 따르면 PTSD 피해자들의 전전두피질의 두께가 그렇지 않은 사람보다 줄어들어 있었다. 해마의 경우처럼 원인은 스트레스 호르몬 반응인 것으로 보인다.

망가지는 소뇌

소뇌는 자발적 움직임과 균형, 학습 등 여러 기능을 담당하는 기관이다. 소뇌는 오랫동안 운동 기능을 전담한다고 여겨져왔지만, 밝혀진 바로는 소뇌 신경세포의 30%만 운동 기능을 담당하고 나머지 70%는 사고와 감정 기능을 담당한다. 20년 전부터 PTSD 피해자들과 부정적인 사건을 겪은 환자들에게서 소뇌가 위축되는 현상이 포착된 바도 있다.

전전두피질과 해마와 같이 감정 조절을 담당하는 소뇌는 많은 스트레스와 트라우마적 경험을 맞닥뜨릴 경우 제 기능을 수행하지 못하는 것으로 보인다. 두려움을 제어하는 브레이크가 하나 더 없어지는 것이다.

이처럼 부정적인 사건과 심적 트라우마가 뇌에 주는 영향은 참담하다. 의심의 여지는 없다. 부정적 사건이나 트라우마성 사건으로 어린 시절에 겪은 스트레스는 분명히 뇌에 해로운 영향을 미친다. 좀 더 자세하게 말하자면 당질코르티코이드의 과다 분비는 뇌세포의 파괴를 촉진시켜 신경독성 효과를 낸다. 그러면 뇌의 전체적인 크기가 줄어든다. 이 모든 과정은 앞에서 본 것처럼 변연계와 전전두피질의 기능을 변질시킨다.

환경에 따른 후성유전

요즘 스트레스의 만성화 과정을 후성유전학적 변이와 연관시키는 연구가 점점 늘어나고 있다. '후성유전'이라는 용어는 유전자들의 활동에 영향을 주는 변이를 가리킨다. DNA 자체의 변화에 관한 것은 아니다. 사실 우리는 모두 후성유전 전문가이자, 후성유전 과정을 묘사하고 관찰하는 목격자들이다. 애벌레와 나비의 예를 들어보자. 햇빛이 충분하고 습도가 이상적이며 온도가 적절한 봄이 되면 애벌레는 표피에 속살을 감추기 시작하고 며칠 후 번데기로 변한다. 번데기의 뇌와 눈은 점점 커지고, 더듬이가 길어지며, 부리는 작아진다. 다시 적절한 외부 환경이 형성되면 번데기는 마침내 나비가 되어 모습을 드러낸다. 몇몇 나비는 모습을 드러내기까지 수개월이 걸리기도 한다. 이처럼 애벌레와 나비의 모습은 완전히 다르지만 이 둘의 유전형질과 DNA는 동일하다. 애벌레가 나비의 돌연변이는 결코 아니다.

이는 모두 유전자 발현 스위치를 켜고 끄는 것이 가능하기 때문이다. 그러니까 유전자 발현 스위치가 환경에 반응해 단백질 생성 같은 다양한 특징이 발현되는 것이다. 애벌레의 예에서는 빛, 습도, 온도가 유전자를 발현하는 요소들이다. 이 요소들이 유전자 발현을 활성화하거나 비활성화해서 화려한 빛깔의 날개를 선보인다.

유전자 발현은 '아세틸화acetylation'에 달려 있다. 아세틸화가 유발되면 유전자 발현이 활성화되어 인체가 잘 기능하도록 돕는, 유용한 분자를 포함한 특정 단백질을 유전자가 생성한다. 반대로 유전자가 발현하지 않는 경우를 '메틸화methylation'라고 하는데, 이 경우에는 분자를 만들 방법이 없어서 날개, 더듬이는 물론 다른 조직들을 만들 단백질 생성이 일어나지 않는다.

이때의 환경은 넓은 의미로 이해해야 한다. 나비의 탄생에 필요한 일조량, 습도 같은 환경적 요소가 우리에게는 폭력과 학대, 부정적인 사건 같은 환경인데, 이러한 환경이 몇몇 유전자의 발현에 영향을 미친다. 그렇다면 어떤 유전자가 발현할까? 여기서부터 이야기가 재미있어진다. 스트레스 호르몬인 당질코르티코이드의 호르몬 수용체를 생성하는 유전자가 존재하는데, 스트레스는 이 유전자가 발현하는 걸 방해하고 결국 스트레스 호르몬 수용체(나비의 날개 대신 스트레스 호르몬을 수신하는 수용체이다)는 점점 덜 생성된다. 그러면 방치된 스트레스에 인체가 직접적으로 영향을 받게 되고, 스트레스를 생화학적으로 조절할 수도 없어져서 스트레스의 생리적 역학은 제어도 조절도 없이 활성화 상태로 머문다. 이런 환경에서 뇌에 독성을 띠는 코르티코이드가 과다 분비되는데, 이는 코르티코이드의 분비가 과다해지는 걸 막는 장치(스트레스 호르몬 수용체)가 더 이상 만들어지지 않기 때문이다. 결국 독성 높은 코르티코이드가 뇌에 계속 축적된다.

정리해보자. 스트레스 상황에서 당질코르티코이드는 우리 몸에 위험에 대응하라는 경보를 내리는 기능을 한다. 위험요소가 사라지면 정상적인 리듬을 되찾고 마음을 진정시켜 어느 정도 균형을 되찾는데, 바로 이때 유전자 NR3C1의 단백질이 활동을 개시한다. NR3C1가 스트레스 호르몬을 포착해서 그 수를 줄여주는 수용체를 생성한 덕분에 당질코르티코이드를 억제하고 신진대사는 보통 수준으로 회복된다. 이런 과정이 있어 직장 동료와 말다툼을 한 후, 또는 유난히 힘든 하루를 보낸 후에도 편히 잠들고 다시 마음을 가라앉히게 되는 것이다.

하지만 NR3C1 유전자가 발현하지 않으면 스트레스 호르몬의 생성을 효과적으로 멈출 수 있는 단백질을 충분히 보유할 수 없게 된다. 그렇게 되면 신체는 아주 작은 스트레스에도 과하게 반응한다. 가령 교통 체증이 심하거나, 배우자나 아이들이 성가시게

굴면 당신은 이성을 잃고 신중하지 못하게 행동하거나 심하게는 폭력적으로 변한다. 이러한 행동은 일회성에 그치는, 후회를 낳는 단순한 일탈이 아니라, 자주 반복되는 성격 요소로 굳어진다. 자신뿐만 아니라 주변 사람들까지 파괴하는 이런 행동을 멈추는 건 쉬운 일이 아니다.

미세한 흉터

NR3C1 유전자의 변화는 어미 쥐의 보살핌을 많이 받지 못한 쥐의 뇌에서 처음 발견되었는데, 나중에는 부검 연구를 거쳐 인간의 뇌에서도 확인되었다. 더 자세하게 얘기하자면, 이 유전자의 변화는 어린 시절 학대를 받은 적이 있는 자살 피해자들에게서 나타났다. 어린 시절의 트라우마적 상황들이 스트레스와 관련한 핵심 유전자 발현에 끼치는 영향이 밝혀진 것이다.

이 후성유전학적 변화는 학대를 겪은 성인의 뇌뿐만 아니라 혈액 순환 측면에서도 관찰되었다. 후성유전학적 변화는 시간이 지나도 지속되고, 관찰이 가능하며, 채혈로 쉽게 측정할 수도 있다. 어린 시절의 학대가 심할수록 NR3C1 유전자의 메틸화는 더 강화되고, 스트레스 생리의 활성화로 더 많은 코르티코이드가 분비된다. 그리고 코르티코이드의 신경독성 효과는 뇌의 발달을 방해해서 성인기에 정신병리학적 장애를 유발할 수도 있다.

2014년 유전학자 아리안 지코비노Ariane Giacobino는 연구를 바탕으로, 근친상간이 벌어졌을 때 피해자의 자녀와 손자들, 이렇게 3대에 걸쳐 NR3C1 유전자의 메틸화 과정이 유전될 수 있음을 증명했다. 아리안 지코비노는 한 여성을 예로 들었는데, 이 여성은 자신이 아빠에게 강간을 당해 딸을 낳았다고 고백했다. 아리안 지코비노는 NR3C1 유전자를 가려내기 위해 이 여성과 그녀의 딸, 그리고 친정엄마의 DNA를 검사했다. 검사 결과 세 명의 여성 중 가장 영향을 많이 받은 이는 실제로 강간을 당하지 않았지만 강간으로 태어난 그녀의 딸이었다. 결론적으로 가장 치명적으로 '미세한 흉터'가 남은 DNA는 딸의 DNA였다.

NR3C1 유전자 외에 당질코르티코이드의 수용체를 조절하는 FKBP5도 이 분야의 연구원들이 많이 활용하는 유전자이다. 이 유전자의 후성유전학적 변화는 홀로코스트 생존자와 그 자녀들을 대상으로 면밀히 연구되었다. 레이첼 예후다Rachel Yehuda 교수 연구팀은 홀로코스트 생존자의 트라우마가 FKBP5 유전자의 메틸화에 결정적인 역할을 했음을 증명했다. 놀라운 점은 강제수용소에서의 수용 기간 훨씬 이후에 태어난 자녀들에게서도 상대적으로 덜하긴 하지만 동일한 현상이 나타났다는 것이다. 트라우마성 사건이나 정서적으로 부정적인 사건은 평생 미세한 흉터를 남길 수 있다는 것을 보여준 사례다. 심하고도 반복적인 트라우마성 사건을 겪으면 피해자에겐 강력하고도 깊은 생물학적 마킹이 남는 것이다.

결국 후성유전학은 모든 임상의사의 예상을 확정한 셈이다. 환자의 정신병리학적 문제는 역사적이고 발전적인 관점에서 바라봐야만 이해할 수 있다. 과거의 트라우마(또는 경험 그 자체)는 정신병리학(아마도 신체병리학 역시)이 주목해야 할 잠재적인 위험요소이다. 그런데 동물의 경우를 보면, 어린 시절 스트레스로 인한 후성유전학적 변화는 역행할 수 있다. 상황을 조절하면 후성유전에 따른 변화들을 약화시키고 더 나아가 뒤집을 수도 있다는 말이다. 사춘기에 풍부하고 충분한 자극을 제공하는 환경(애착, 인지, 관계적인 면에서)이 형성되면 생애 초기에 어미의 보살핌을 받지 못해서 생긴 부정적인 효과를 상쇄할 수 있다.

후성유전적 표지의 높은 유연성과 환경 조건에 대한 민감성은 또한 '결국 아무것도 영원한 것은 없다'는 생각에 생물학적 근거를 보탠다. 그러한 관점에서 인간을 대상으로 한 연구들은 심리치료야말로 심리적으로 유리한 환경을 제시할 수 있음을 입증하고 있다. 레이첼 예후다 연구팀은 PTSD를 겪은 몇몇의 퇴역 군인들에게 심리치료를 제안했다. NR3C1과 FKBP5 유전자의 메틸화 상태를 확인하기 위해 본격적인 심리치료 시작 전 혈액 견본을 추출하고, 심리치료 시행 12주 후에 다시 견본을 추출했다. 그 결과, 심리치료는 심리학적으로 이 환자들을 치료했을 뿐만 아니라 그들이 가진 트라우마의 '미세한 흉터'를 개선하고 회복하는 데에도 기여한 것으로 나타났다.

이 예비적 실험은 앞으로 더 많은 환자를 대상으로 시행 및 검증되어야 한다. 회복 목적으로 후성유전학적 메커니즘을 활용할 수 있는 가능성을 고려할 때 이는 충분히 희망의 메시지가 될 수 있다.

2부

우리는 어떻게
회복할 수 있는가

6장 적응과 회복탄력성

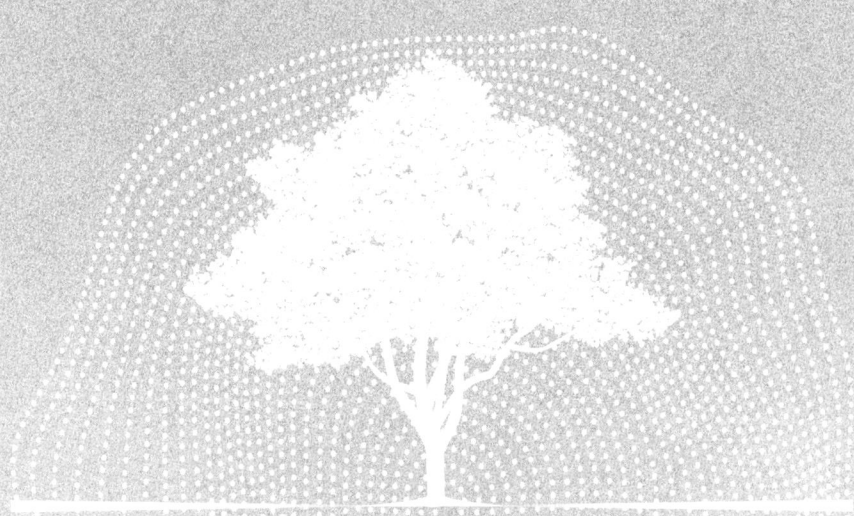

"회복탄력성을 갖는다는 것은 인생의 다른 면을 보는 것이다.
인생이 우리에게서 무언가를 앗아갈 때면
동시에 우리에게 다른 측면을 선사한다는 사실을 수용하는 것이다."

여기까지 읽은 지금, 당신은 이렇게 말할지 모르겠다. "이건 다 어느 정도 과장된 얘기일 거야. 살면서 어려움이 있긴 했지만 내 정신 건강은 비교적 양호하고 괜찮은 편이야." 그리고 당신의 신체 건강도 지금만큼 좋았던 적이 없었다고 덧붙일 것이다. 물론 신경 쓰이는 부분은 있고, 식스팩을 가린 똥배를 뺄 수 있으면 더 좋겠다고 생각하겠지만 말이다.

물론 당신처럼 생각하는 게 맞을 수도 있다. 그런데, 이게 보이는 것처럼 그렇게 간단한 일은 아니다.

적응의 문제

우리는 각자가 서로 다르기에, 모두를 보편적인 기준에 끼워 맞추는 것은 어려운 일이다. 여러 연구들이 많은 사람을 아우르는 성찰과 발달을 위한 몇 가지 방법을 제시한다. 하지만 부정적 경험이 내면을 구성하는 개인적 요소의 영향을 받으면 우리의 상태, 특히 건강에 미치는 영향을 바꾸는 데 기여할 것이라고 믿는다.

파리에서 열리는 하프마라톤에 참가하는 사람들을 보면, 참가자 모두가 똑같이 최선을 다해 훈련했어도 어떤 사람은 남들보다 더 일찍 결승선에 도착한다. 체력도, 노력에 대한 내성도 사람마다 다 다르기 때문이다. 올림포스 신들의 특혜를 받은 몸으로 모두가 바라는 꿈의 성적을 내는 사람이 있는가 하면, 그 경기가 어떤 이에게는 최소한의 노력도 기울이기 힘든 도전이자 끔찍한 고통으로 느껴질 수도 있다.

우리의 심리도 마찬가지이다. 우리는 각자 자신만의 정신적 자원을 가지고 있다. 어떤 사람은 시련과 고난에 취약하거나 무너지기 쉬운가 하면, 어떤 사람은 끄떡하지 않고 오히려 부정적 경험에 당당히 맞서는 모습을 보인다. 이 모든 것은 적응과 관련이 있다. 심리적 적응이란 어렵고 혹독한 상황에서 대처할 수 있는 대책이나 해결책을 찾아 그 상황에 휩쓸리지 않게 하는 반응을 말한다. 적응은 우리를 넘어지지 않게 지탱하는 걸 넘어서 가야 하는 길을 최선의 방법으로 갈 수 있도록, 나아가 더 강해질 수 있도록 돕는다. 우리 주변 사람들이나 가족 중에는 뛰어난 적응력 덕분에 남들의 부러움을 사는 사람들이 있기 마련이다. 물론 이런 사람들을 얘기할 때 우리가 직관적으로 '적응'이란 용어를 머릿속에 떠올리지는 않는다. 대신 용기, 저항, 정신력 같은 단어를 떠올린다. 하지만 엄밀히 말하자면 결국 모두 적응과 관련이 있다.

앞에서 언급한 나의 외할머니를 기억하는가? 내겐 엄마보다 더 큰 존재였던 외할머니는 고단했던 자신의 인생만큼이나 유머 감각이 뛰어났고 또 친절했다. 역경과 파시즘의 시기였던 20세기 초 이탈리아에서 비슷한 환경에 있던 여느 아이들처럼 외할머니는 다니던 초등학교를 그만두고 밭으로 일하러 가야 했다. 집의 지하실에서 목을 매어 자살하려던 자신의 아버지(나에겐 증조할아버지)를 발견한 것도 다름 아닌 외할머니였다. 당시 열 살이던 외할머니가 증조할아버지의 다리를 잡고 몸을 떠받치는 기지를 발휘한 덕분에 목을 휘감았던 줄이 가여운 증조할아버지의 목숨을 앗아가는 것을 막을 수 있었다. 이웃들과 가족들은 그녀의 고함을 듣고 상황을 알아차렸고, 그 덕분에 다행히 증조할아버지는 목숨을 구할 수 있었다. 하지만 결국에는 일이 나고 마는데, 몇 년 후 증조할아버지는 집에서 가장 가까운 강물에 몸을 던져 결국 익사로 자살에 성공했다.

　이러한 어린 시절의 경험은 이 여인을 무너뜨리기에 충분히 고통스러운 트라우마로 남았다. 하지만 내가 외할머니의 인생 이야기를 들을 때면 이런 사건들이 오히려 외할머니를 성장하게 했다는 느낌이 들었다. 외할머니가 눈을 감는 마지막 순간에도 당신의 아버지 이야기를 할 땐 눈이 반짝였던 걸 보면 외할머니 내면의 무언가가 부서졌음이 분명했다. 하지만 더 중요한 건, 어릴 때 여러 사건들을 겪으면서 외할머니 내면에 있던 놀라운 생명력이 드러났다는 것이다. 할아버지가 리비아 전쟁에 참전하기 위해 강제로 떠났을 때, 그리고 제2차 세계대전 후 언어는 물론 사회규범도 모르고 아무런 연고도 없는 프랑스로 이주하기 위해 이탈리아를 떠나야 했을 때처럼 인생의 어려운 순간마다 외할머니는 더 단단해졌다.

　외할머니는 큰 지병 없이 노환으로 평안하게 여생을 마감했다. 102세에, 당신이 이 세상을 살아온 것처럼 의연하고도 용기 있고 자랑스럽게 세상을 떠났다. 삶의 고난과 역경들은 외할머니를 한 번도 주저앉히지 못했다. 당시의 많은 사람처럼 이 여성도 모든 예상을 뛰어넘는 인생을 살았음에도 말이다. 외할머니는 개인이 어떻게 예상을 뛰어넘어 자기 인생의 주인으로 살 수 있는지를 여실히 보여주었다.

트라우마에 대처하는 법

적응의 개념은 내적 또는 외적 공격, 다양한 제약 또는 대립에 대응하여 개인 또는 개인으로 이뤄진 그룹이 획기적으로 개선되도록 이끄는 역동적인 과정을 일컫는다. 적응의 목적은 대체로 새롭고 질병을 일으킬 가능성이 있으며 파괴적인 상황들에 직면하면서 생기는 부정적인 결과를 최대로 줄이는 것이다. 그래서 적응은 삶을 방해할 부정적인 결과가 생기는 것을 막기 위해 자신을 보호하는 변화에 집중하는 방식으로 구성된다. 즉 새롭게 나타난 부정적인 상황과 이에 대처하기 위한 새로운 전략 사이에서 균형을 찾는 것이다. 몇몇 심각한 상황에서는 좀 더 근본적인 적응의 목적이 요구되는데, 이때는 삶을 지탱하고 살아남는 것을 우선으로 한다. 적응한다는 것은 우리가 겪는 환경의 변화(가까운 사람의 죽음, 폭력, 부정적인 경험…)와 우리 자신의 변화를 통합하는 것을 의미하는데, 왜냐하면 역경을 이겨내기 위해서는 그동안 깨닫지 못했던 새로운 힘을 끌어내서 가끔은 완전히 다른 사람이 돼야 할 필요가 있기 때문이다.

사실 우리의 삶은 불안하고도 겨우 균형을 잡고 있는 것처럼 아슬아슬하다. 아이이든 어른이든 언제라도 균형을 잃을 수 있고, 모든 상황이 급변할 수 있다. 어떤 변화는 이 균형을 해치거나, 몸이나 마음에 질병 요인들이 출현하는 방식으로 이 균형을 완전히 깨뜨릴 수 있다. 이러한 변화는 우리 안에 있던 기존의 변화 구조를 약화시키거나 심하게는 파괴할 정도로 몸집을 키울 수도 있다. 그래서 우리를 살아 움직이게 하는 과정을 죽음의 과정으로 바꾸어버린다. 왜 어떤 사람은 부정적인 사건을 끊임없이 겪어도 타격을 받지 않는지, 반면 어떤 사람은 그 사건을 극복하지 못하고 허우적대는지 우리는 정확히 모른다. 운이 좋아서? 우연히? 신 때문에? 우리 모두는 각자 확실히 다른 인격체이다. 그래도 해답의 일부를 제시해줄 수 있는 몇몇 메커니즘은 식별할 수 있을 것 같다. 건강심리학에서 적응을 얘기할 때 '대처coping'라는 개념을 주로 언급한다. 스트레스와 밀접한 연관이 있는 이 개념은 스트레스 상황에서 완화제 역할을 하는 것으로 알려져 있다. 인간은 인생에서 어려운 사건들을 마주할 때 수동적이지 않다. 인지 전략과 감정 전략의 도움으로 스트레스의 영향을 줄이거나, 이를 조정하거나, 상대화할 수 있다. 이를 대처라고 부르며, 여러 유형으로 분류된다.

첫 번째 유형은 '문제 중심 대처problem-focused coping'다. 문제에 맞서 직접적으로 행동하기 위한 개인의 모든 노력을 의미한다. 예를 들어, 학교에서 괴롭힘을 당하는 아이가 상대에게 왜 자신을 괴롭히냐고 물을 수 있다. 또는, 자신은 상대가 괴롭힘을 지속하도록 두지 않을 것이고, 자신이 상대보다 신체적으로 약하지만 필요하다면 사건이 있을 때마다 전력을 다해 자신을 방어할 것이니 결국 상대도 상처를 입을 것임을 확실히 전할 수도 있다. 그리고 학교장이나 교사들에게 도움을 요청해서 피해 사실을 알릴 수도 있다. 누가 연루되어 있고, 어디에서 어떻게 일이 일어났는지를 명시함으로써 피해자가 일상에서 겪고 있는 문제를 말이다. 이런 방식의 대처는 문제의 원인과 문제 해결을 위한 실질적이고 구체적인 방법이 무엇인지를 정확하게 식별함으로써 문제를 근본적으로 해결하고자 하는 의지가 반영되어 있다. 발생한 사건의 방향을 바꿀 해결책과 행동들을 고려함으로써 문제나 어려움에 과감히 맞서는 것이다. 가정폭력의 경우에서 문제 중심 대처는 경찰이나 가정폭력 피해자 보호기관에 도움을 청하는 형태로 나타날 수 있고, 이런 기관들은 피해가 지속되는 것을 막기 위한 일련의 조치들을 마련해줄 수 있다. 보다시피 문제 중심 대처는 현실 세계에서 일어나는 문제의 변화나 수정을 시도하기 위해 문제에 반응하는 것이다. 그러나 이 대처 방법은 아이들한테 그리 효과적이지 않은데, 문제에 반응할 수 있는 능력이 어른보다 제한되기 때문이다. 어른에 대한 의존도가 높은 유아들은 더욱 그렇다. 게다가 의존해야 할 어른 자체가 아이가 겪는 불행의 원인이 될 수도 있다.

두 번째 유형은 '정서 중심 대처emotion-focused coping'다. 이는 부정적인 경험이나 트라우마성 사건을 겪은 개인이 어렵거나 불행한 트라우마적 상황들로 인한 감정적 부담(두려움, 슬픔, 절망)을 덜기 위해 동원하는 일련의 노력을 의미한다. 그래서 사건을 과소평가하거나("별일 아니야, 다들 한번은 겪는 일이야. 더 심한 경우도 있어.") 긍정적으로 재평가하는("아빠가 엄마한테 난폭하게 대하긴 해도 아직 부부로 살고 있어.") 경향이 있다. 이 접근 방법은 또한 자책("모두 내 탓이야.")의 형태로, 또는 친구에게 털어놓거나 주변의 신뢰하는 사람들에게 도움을 청함으로써 사회적·정서적 지지를 모색하는 것으로 나타날 수도 있다. 이런 방식의 대응은 우리를 두려움과 슬픔 속에 머무르게 하고, 앞으로 우리에게 닥칠 일에 대해 끊임없이 걱정하게 만들 수 있다. 이 전략(엄밀히 말하자면 전략이라고 할 수 없지만)은 어떻게 보면 사건에 대해 직접적으로 행동하는 대신 두려움, 걱정과 같은 감정 속에 우리를 가둔 채 이렇게 하면 자신을 보호하거나 다른 사람들을 보호할 수 있다고 착각하는 것이다.

이탈리아에 사는 우리 이모는 정서 중심 대처 전문가다. 가정에 문제가 생길 때마다(이탈리아 사람들에게는 최소 하루에 두 번!) 가족들은 아브루초Abruzzo 지역 아주 외진 곳에 사는 루치아 '이모'에게 연락하곤 했다. 뾰족한 해결책은 없었지만 이모는 고민의 배출구와도 같은 존재였다. 난처한 일이 찾아오면 이모는 수화기를 탁자에 놓고는 머리를 두 손으로 감싸쥔다. 그리고 성모 마리아, 예수 등 모든 신에게 구원을 요청하며 울부짖기 시작한다. 이모는 늘 "이제 본격적으로 걱정을 해봐야지."로 대화를 끝내곤 했다. 그렇다고 행동을 하는 것도 아니었다. 모든 일에 걱정을 사서 했다. 걱정하는 것만이 문제를 해결하는 데 자신이 할 수 있는 유일한 일인 것처럼 말이다. 이모는 '걱정거리를 산더미처럼 쌓는 데' 집중하는 인생을 살면 걱정을 아무리 많이 한다고 해도 일의 진전에는 별 도움이 되지 않는다는 사실을 깨닫지 못했다. 안타깝게도 루치아 이모가 위암으로 가족들 중 가장 먼저 세상을 떠난 건 놀라운 일이 아닐지도 모른다. 결과적으로 걱정과 정서 중심 대처는 지나칠 경우 치명적일 수 있는데, 신과 주변 사람들이 이모를 돌보지 않았던 것만 봐도 그렇다!

현실을 부정함으로써 자신이 겪고 있는 상황을 피하는 접근 방식인 '회피적 대처avoidance coping'도 있다. 부모가 알코올의존증일 경우 부모와 마주치기 싫어서 집이 아닌 친구 집에 간다든지, 공부든 직장일이든 자기가 맡은 일에만 몰입하면서 최대한 부모를 피하는 경우가 그 예다. 어떤 면에서는 의식적인 문제에서 벗어나기 위해 현실을 외면하는 것이라 할 수 있다. 그래서 자신을 고통스럽게 하거나, 파괴할 수 있는 부분은 삶에서 떼어내고 나머지 현실에 열중하는 것이다. 회피적 대처는 '언뜻' 보기에 비이성적인 것 같지만, 출구가 없는 상황에 직면했을 때 자신에게 상처를 주거나 자신을 아프게 하는 것에서 시선을 거두는 것은 어쩌면 그렇게 나쁜 방법이 아닐 수 있다. 최악이 가려지고 지워지니 그나마 우리가 버틸 수 있는 것이다.

대부분의 경우 문제 해결에 주의를 기울이는 문제 중심 대처가 가장 효과적인 대처법이라는 연구 결과가 있다. 정서 중심 대처나 회피적 대처는 일시적으로만 효과가 있을 뿐 언젠가는 문제가 다시 수면 위로 떠오른다는 것을 우리는 쉽게 예상할 수 있다. 환상에 빠질 수 있지만 우리는 항상 현실에 발목 잡힌다는 사실을 인정해야만 한다. 어떤 대처법이든, 아예 대처를 하지 않는 것보다는 단연코 효과적일 것이다. 문제 중심 대처나 정서 중심 대처, 회피적 대처 중 어느 대처법도 우리의 세상을 바꾸는 데 기여할 것이라는 건 확실하다. 비록 허술하고 불안정한 인테리어 업자라 하더라도 말이다. 고통스러운 트라우마적 현실에서 자신을 보호하기 위한 어떠한 전략도 취하지 않으면 부정적 경험이 우리에게 줄 수 있는 가장 끔찍한 영향을 아무 보호장치 없이 맞을 수밖에 없다.

영성과 종교의 역할

적응에 대해 이야기할 때 영성과 종교를 언급하지 않을 수 없다. 영성은 절대성, 무한성, 영원성을 믿는 우리 내면의 일부로 정의할 수 있는데, 이는 초월적이고 인격적(신성과 신)이거나 내재적이고 비인격적인 것(존재, 진실, 자연)으로 나뉜다.

각 종교에는 영적인 핵심 요소가 있다. 유대교, 기독교, 이슬람교가 그렇다. 그러나 모든 영성이 반드시 종교적이지는 않다. 불교와 도교는 숭배에 초점이 있지 않으며, 비종교적으로 간주되는 종교들은 모든 종교적인 문맥을 벗어나서 수행된다. 이런 접근 방식은 사적 영역에서 마음의 진정과 자아 찾기라는 목적을 향해 수행하는 것으로, 이 시대에 안성맞춤이라 할 수 있다. 영성에 대한 접근 방식은 다양하기 때문에 영성의 범위를 한정하고 정의하는 게 쉬운 일은 아니다.

영성은 자신과 타인, 자연환경, 최고의 존재, 또는 초자연력과 연결되는 데 있어 삶에 의미와 목표를 부여하는 신념과 태도로 볼 수 있다. 이 신념과 태도는 의미 추구(우리가 맞닥뜨린 상황의 심각성을 극복하기 위해 의미의 망을 구상)와 초월(개인을 뛰어넘는 현실의 존재), 가치(물질과 사실을 특징짓는 것으로, 인간이 비중을 두고 중요하게 생각하는 물질적이고 정신적인 것)로 형성된다. 한편, 종교는 성스러운 대상과 인간의 관계를 정의하는 여러 신념과 교리로 이뤄진다. 그리고 이 신념은 각각의 고유한 습관과 의식으로 이어진다.

수년간 심리치료를 다루면서 다양한 상황에 처한 환자들을 돌보다 보면 종교적 차원의 신념을 대면하는 경우가 자주 있다. 신은 무신론자들에게조차 중요한 대상이다. 인류 모두가 무언가를 믿기 때문이다. 엄밀히 말하자면 환자들 모두 신앙을 갖고 있다. 그들은 그 사실을 모르고 자신을 무신론자라고 하지만 말이다.

신이 존재하거나 존재하지 않는다는 믿음은 사실 모두 비슷한 방식으로 생겨난다. 우리는 하나의 관념과 확신을 가지며, 그 확신에 따른 인지적·지적 몽타주가 우리와 세상 사이에 필터처럼 삽입되어 세상을 해독한다. 그리고 신념과 표상의 필터는 우리가 바라보는 것을 사물화한다. 사물과 사람은 물론 개체들을 인지할 수 있는 이유는 그것들을 우리가 눈으로 보기 때문이지만, 사실 우리는 사물과 사람, 개체의 표상들이 볼 수 있게 하는 것들만 볼 수 있다. 그 외의 것들은 볼 수 없다.

'소유 심리'(내가 바라보는 것이 곧 나)를 중심으로 돌아가는 우리 사회에서 무언가를 믿는다는 것은 삶의 여정에서 자신을 안내해주고 의지할 사람을 찾는 것과 같다. 세상이 등을 돌릴 때도 신을 믿고 신을 향해 말하고 신에게 간청하는 것, 병에 걸렸을 때나 고난이나 역경에 부딪혔을 때 신에게 호소하는 것은 인류의 역사만큼이나 오래된 행동이다. 예부터 신은 하나의 이름으로 불리지 않았으며, 신은 여럿이었고, 그들의 주술사는 다소 원초적이었다. 오늘날에도 여전히 우리가 믿는 신들은 서로 다른 이름을 갖고 있다. 오래전부터 우리는 늘 같은 이유로, 그리고 시대의 유행에 맞춰 신을 찾아왔다. 만약 신이 심리치료사였다면 각자 내면의 평화를 얻기 위한 진료 상담과 요청이 쇄도해 정신을 못 차렸을 것이다. 대기실은 기다리는 사람들로 밤낮없이 가득 찼을 것이다. 환자들은 대기실에서 자기 차례를 얌전히 기다리겠지만 신은 제시간에 진료를 하지 못할 것이다. 그렇다고 다른 의사에게 위임할 수 있는 것도 아니다. 환자들은 무작정 기다리지만 차례는 결코 오지 않을 것이다. 이런 식으로 계속 일을 했다면, 신이 그동안 어떻게 번아웃을 피할 수 있었는지 궁금할 뿐이다.

예전과 마찬가지로 우리 사회는 여전히 신을 필요로 한다. 신앙이 필요하고, 희망이 필요하다. 희망을 없애버린다면 인생에 무엇이 남겠는가. 특히 가진 게 아무것도 없거나, 가진 것이 언제라도 무너질 수 있는 상황이라면 희망은 더욱 필요하다. 현대적 명상과 마음챙김, 삶에 대한 성찰 등 본질에 충실한 태도가 중요시되는 이 시대에 영성과 종교심을 구분하려는 새로운 방법들이 생겨나고 있다. 그 방법들은 편협한 일상의 이데올로기를 벗어나 보다 더 본질적인 가치를 제안한다는 공통점이 있다. 사람들은 피난처를 찾기 위해 우리를 연결하는, 우리보다 더 큰 무언가를 찾는다. 이때 현대 심리학자와 심리치료사는(적어도 일부는) 중재자라 할 수 있다. 우리 사회 체계의 이성과 고독이 침범할 수 없는 새롭고 희망찬 공간으로 환자들과 병자들을 인도하는 게 그들의 역할이기 때문이다.

　세상이 바뀌어도 달라지는 건 없다. 앞에서 언급했듯이 현 시대에도 인간은 혼자다. 정말 최악은 타인들과 있을 때에도, 직장에서도, 가족들과 있을 때에도, 배우자와 마주할 때에도 혼자라는 사실이다. 고난 속에서, 질병과 참사 속에서, 또는 대부분 고통으로 가득한 빈곤한 일상 속에서 모든 것이 잘못되어갈 때면 우리도 모르는 사이 '신이 하늘에서 내려오기도 한다'. 낙하산을 타고 말이다! 적어도 도움 요청에 응해 신이 하늘에서 내려온다고 믿는 이들의 머릿속에 신은 '존재한다'. 이렇게 내려와 말을 거는 신이 그들을 진정시키고 위로하는 효과를 입증한 연구도 있다. 이 분야의 연구들은 영성과 종교심이 인생의 고난과 역경을 견디기 위한 효과적인 전략으로 간주될 수 있음을 암시한다. 몇몇 연구는 심지어 영성과 종교심이 스트레스를 줄이고 우울장애를 예방하며 질병을 막는 효과를 발휘할 수 있다고까지 말한다. 이런 효능은 아마도 종교적 신념이 제공할 수 있는 새로운 관점, 즉 믿음이나 기대가 가능성을 열어준다는 점에서 찾을 수 있다. 아직 모든 것이 가능하다고 믿을 때, 고통을 치유하고 난관을 뚫을 수 있는 우리 고유의 능력을 믿을 때 신이나 외부의 힘이 우리를 돕는다고 생각하면 우리의 길을 밝히는 빛을 다시 찾을 수 있을 것이다. 우리가 할 수 있는 게 더 이상 없고, '주사위는 이미 던져졌으며', 이번 생은 틀렸다고 생각하는 것보다 확실히 힘을 주는 시각임은 의심의 여지가 없다. 의사만 진료를 보는 게 아니다. 신도 진료를 본다. 신에게 이야기를 하면 기분이 나아지고, 더 나아가 기분이 훨씬 더 좋아질 수도 있다. 하지만 다행히도 신이 우리에게 대답을 주는 경우는 드문데, 행여나 그렇지 않다면 너나 할 것 없이 모두가 신앙에 미치지 않을까? 얼마나 재미있는 세상인가!

적응의 연금술, 회복탄력성

위대한 보리스 시륄니크Boris Cyrulnik 덕분에 프랑스에서 유명해진 적응 기법이 있는데 바로 '회복탄력성resilience'이다. 이제 회복탄력성은 어느 분야에서나 만날 수 있는 주제가 됐다. 기업, 환경, 경제 분야도 모자라 기후 분야에서도 회복탄력성을 말한다. 회복탄력성을 모른다면 당신은 시대에 뒤처진 것이나 다름없다. 미국의 심리학자 에미 워너Emmy Werner가 회복탄력성이라는 용어를 최초로 사용했다고 알려져 있다. 그녀는 한 연구에서 출생 전후에 겪는 아이의 스트레스에 대해 무려 30년이라는 기간에 걸쳐 데이터를 수집하고 분석한 바 있다. 연구 결과, 스트레스 상황에 노출된 아이들의 3분의 1은 어떤 특별한 문제없이 어린 시절을 보내고 성인이 되어서도 행복하게 생활한 것으로 밝혀졌다. 부정적인 사건을 겪었다는 이유로 고위험군으로 간주될 뻔한 많은 아이가 청소년기와 성인기에 이를 극복하고 인생에서 새로운 국면을 맞이할 수 있었던 것이다. 취약한 상황에 놓였지만 쉽게 무너지지 않는 이런 아이들을 추적하면서 에미 워너가 사용한 용어가 바로 회복탄력성이다.

회복탄력성은 인생에서 고난과 역경, 부정적인 사건, 트라우마에 직면했음에도 불구하고 자신의 성장을 추구해가는 능력으로 정의된다. 회복탄력성을 연금술에 빗대는 건 전혀 이상하지 않은데, 마치 납을 금으로 바꾸는 과정과 같기 때문이다. 즉 트라우마성 시련이나 부정적인 사건들을 자신을 지탱하고 성장 동기를 주는 자원으로 바꿈으로써 자신을 초월하고, 포기할 법한 상황을 극복하는 것이다. 다시 말해, 회복탄력성은 부정적인 사건과 질병, 시련 속에서 우리를 긍정적인 방향으로 성장할 수 있게 하는 힘을 찾아내는 능력을 의미한다.

필립 크루아종Philippe Croizon은 감전 사고로 양쪽 팔다리를 모두

잃었지만, 사고 이후 수영으로 도버해협을 건너는 데 성공했다. 팔이 없는 사람에게 이 경험은 도전의 정점이었을 것이다. 심리치료사로서 나는 심각한 신체 절단 사고 피해자들을 종종 만난다. 한때 건강한 신체를 누리던 그들은 신체적 장애로 인해 새로운 정체성을 수립하고, 때로는 절단된 몸에 새로운 의미를 부여하기 위해 예전의 자신과 작별해야 한다. 이를 위해서는 시간과 역량이 필요한데, 그 역량이 바로 회복탄력성이다. 회복탄력성은 눈앞에 닥친 최악의 상황을 상상을 초월한 최고의 상황으로 바꿀 수 있게 해준다. 그 능력으로 수많은 이의 존경을 받을 만큼 말이다. 그러나 회복탄력성은 누구에게나 있는 것은 아니다. 부정적인 사건을 겪고도 파괴되지 않은 이들은 회복탄력성이 높은 사람들이다. 부정적인 사건을 이겨내고 살아남은 생존자들, 즉 살아내기 어려운 인생이지만 살기 위해 치명적인 계획들을 좌절시키는 데 성공한 사람들이다.

    회복탄력성에는 중요한 여러 과정들이 있는데, 이 과정들은 회복탄력성을 삶을 지키는 힘으로 만드는 데 기여한다. 먼저 우리에게 일어난 일들에 의미를 부여하는 과정이 필요하다. 성폭력이나 괴롭힘의 피해자가 된다는 게 무슨 의미인지, 부모의 이혼을 지켜보는 게 무슨 의미인지를 해독할 수 있어야 한다. 수없이 많은 사건이 유아와 청소년, 심지어 어른의 눈에 너무나 부당하고 모순적이고 불합리하게 보인다. 그래서 스스로 묻곤 한다. '왜 하필 나일까?' 우리가 고통과 역경 속에 있을 때 자신에게 충분히 할 수 있는 질문이다. 이 질문에 대한 답을 찾지 못하면 도대체 자신에게 무슨 일이 일어났는지를 이해할 수 없어 혼란에 빠지고, 불가피하게 정신줄을 놓고, 인생의 피해자로 평생을 살아간다. 피해자로 인생을 사는 것은 어린 시절의 트라우마에서 벗어날 수 없는 자신의 무능을 인정하는 것이기도 하다. '내가 인생에서 성공하지 못한 이유는 어렸을 적에 매를 맞으며 컸기 때문이다.', '내가 공부를 하지 못했던 건 학교에서 괴롭힘을 당했기 때문이다.', '오늘 내가 혼자인 건 어렸을 때 사랑받지 못했기 때문이다'. 이렇듯 피해자는 늘 자신이 이루지 못한 것에서, 그리고 자신이 절대 떨쳐내지 못한 것으로부터 자신을 정의한다. 자신에게 일어난 일에 대해 끊임없이 생각하고, 그 일은 자신이 절대 극복할 수 없을 거라고 여긴다. 그래서 부정적인 사건은 평생 안고 갈 자신의 일부가 되어 짐으로 남겨진다.

반대로, 우리가 잃어버린 것과 삶이 우리에게서 앗아가거나 우리가 갖도록 허락하지 않은 것들(우리 자신의 일부를 포함해서)과 진심으로 작별을 고할 수 있다면 우리는 더 이상 피해자가 아니다. 회복탄력성을 갖는다는 것은 더 이상 피해자가 아님을 의미하며, '내 운명이지 뭐.', '이런 일은 꼭 나한테만 일어나.'처럼 운명과 연관시켜 생각하지 않는 태도에 기반한다. 회복탄력성을 갖는다는 것은 인생의 다른 면을 보는 것이다. 인생이 우리에게서 무언가를 앗아갈 때면 동시에 우리에게 다른 측면을 선사한다는 사실을 수용하는 것이다. 그러면 우리의 눈에 인생은 여러 고난과 역경들로 이루어진 길과 같지만, 그 고난과 역경에 맞서 우리가 충분히 싸울 가치가 있는 것으로 보인다. 고난과 역경은 우리 존재의 일부이지만, 우리는 어려움을 헤쳐 나가는 데 유용한 자원들과 필요한 생명력을 가지고 있다. 회복탄력성을 갖는다는 것은 도움을 받고 외부 자원을 활용할 수 있다는 사실을 수용하는 능력을 의미하기도 한다. 이렇듯 회복탄력성은 있는 그대로의 개인을 특징짓는 자아 내 과정만은 아니다. 환경과 주변 다른 사람들에게서 살아갈 에너지를 끌어내고, 계속 전진하기 위해 가까운 사람들, 덜 가까운 사람들 모두로부터 도움받을 수 있는 능력이기도 하다.

이러한 면에서 회복탄력성을 키우는 사회적 지원이 꼭 필요하다. 연구원들은 종종 진심과 공감능력이라는 강점을 가진 '회복탄력성 튜터resilience tutor'를 언급한다. '튜터' 하면 인생의 안내자라는 이미지가 떠오른다. 사람들은 튜터를 신뢰하고 그들에게 기댐으로써 성장하고 발전한다. 튜터란 의심의 여지없이 안전하게 매달릴 수 있는 지지대이자, 주변이 모두 무너진 것 같을 때도 우리를 버티게 하고 우리에게 희망의 오아시스를 만들어주는 사람이다. 희망컨대 우리는 모두 튜터를 만난 경험이 있다. 교사나 보육 교사, 이웃이나 삼촌이 일반 사람의 시선과는 다른 눈빛으로 우리를 봐준다는 느낌을 받은 경험 말이다. 그들이 보내는 시선은 한없는 연민과 공감, 희망으로 가득하다. 에너지와 생명력으로 가득 찬 그들이 내민 손을 잡으면 우리는 다시 자신감으로 가득 찬다.

회복탄력성 튜터들은 종종 그들이 어떤 역할을 하는지 잘 모른다. 자신의 역할은 물론 자신이 우리에게 얼마나 중요한 존재인지를 인지하지 못한다. 회복탄력성은 우리의 여정을 함께하고 우리가 균형을 유지할 수 있도록 손을 잡아줄 개인을 주변에서 선별하고 식별할 수 있는 능력, 말하자면 일종의 직감을 필요로 한다. 가족을 제외한 다른 사람에게서 오는 믿음은 마치 나르시시즘이 일어나는 것과 같다. 잃어버렸던 자존감이 다시 높아지는 것이다. 이 따뜻한 행위는 우리 자신이 중요한 가치가 있다는 사실을 드러낼 기회를 선사한다. 회복탄력성 튜터가 우리에게 보내는 믿음의 시선은 우리가 인간이란 사실과 함께, 삶이 우리를 속이거나 우리의 존재를 부정하려고 들더라도 이 세상 누군가는 사랑이 가득하고 인생의 여정을 안내하는 친절한 눈길을 비추고 있다는 사실을 알려준다. 우리에 대한 믿음을 견고하게 해주는 내면의 힘처럼 말이다.

외부의 따뜻한 눈길은 끝이 보이지 않는 부정적인 사건이 드리우는 어둠 속에서 빛을 내며 가이드 역할을 한다. 그리고 세상이 외면한 아이들이 여느 일반인처럼 살아갈 수 있도록 도움을 줄 수 있다. 회복탄력성은 우리가 어느 순간 트라우마 전과는 다른 형태로 모습을 드러내는 하나의 변화 과정이다. 이런 변화를 거치면 큰 사건을 겪고 무너질 수도 있는 상황에서 다시 새롭게 발을 딛을 수 있다. 단, 이건 혼자 할 수 있는 게 아니다. 당신을 지지하는 사람을 찾아야만 가능하다. 변화를 지지하고 변화에 참여하는 사람들이 가끔은 자신의 역할이 얼마나 중요한지 인지하지 못하더라도 말이다. 나에게서 가라테 재능을 알아봐주었던 다니엘 선생님이 없었다면 나는 살아남지 못했을 것이다. 절친 프랑크가 아니었다면 당시를 견디지 못했을 것이다. 나보다 나이가 훨씬 많은 그 친구는 청소년 시절에 내게 우정과 친절을 베풀어주었다. 중학교 시절 선생님들이 없었다면, 고3 때 철학 과목을 가르쳤던 브리지트 선생님이 아니었다면 나는 학업을 포기했을지도 모른다. 나를 사랑해줬던 여자들이 없었다면 나는 영원히 세상에 눈 뜨지 못했을 것이다. 회복탄력성 튜터는 삶이 당신을 괴물로 만들 수 있는 상황에서도 당신을 인간이 되게 하는 모든 이들이다.

보이지 않는 원동력

사회심리학자 귀스타브 니콜라 피셔Gustave-Nicolas Fischer는 1994년 출간한 《보이지 않는 원동력Le Ressort invisible》*에서 스트레스 상황에 속하는 것과 '극한 상황'에 속하는 것을 최초로 구분했다. 그에 따르면, 극한 상황은 보통 사람을 일상생활과 근본적으로 다른 조건의 상황에 빠뜨리는 모든 사건을 가리킨다. 여기서 말하는 조건은 자연재해가 될 수도 있고, 심각한 질병처럼 생명을 좌우하는 사건 또는 인간이 초래하는 치명적인 사건 등을 말한다. 부정적인 사건이 대표적인 예인데, 성인의 입장에서만 생각하면 안 된다. 일상의 일들 중에서 어른의 눈에는 평범하게 보이는 상황이 유아나 청소년에게는 연령과 발달 정도에 따라 죽음의 위협으로도 다가올 수 있다는 사실을 기억해야 한다.

어쨌든, 삶을 흔들고 생존을 직접 위협하는 사건들이다. '극한 상황'은 심리학자 브루노 베텔하임Bruno Bettelheim이 나치 수용소 수감자들의 경험을 가리켜 사용한 용어다. 1979년 그는 이렇게 적었다. "기존에 우리가 갖고 있던 모든 가치와 적응 기법이 더 이상 작동하지 않는 생활환경에 갑자기 내던져질 때, 우리의 삶을 보호

* G.-N. Fischer (1994), 《보이지 않는 원동력Le Ressort invisible》, Seuil (reed. Dunod, coll. ≪ idem ≫, (2014)

해야 할 몇몇 가치와 적응 기법이 오히려 삶을 위험에 빠뜨릴 때 우리는 극한 상황에 처한 것이다. 이때 우리는 모든 방어 체계를 잃은 채 절망에 빠진다. 그리고 새로운 상황의 요구에 따라 태도와 가치, 삶의 방식을 모두 다시 만들어야 한다."*

극한 상황을 특징짓는 요소는 여러 가지다. 대부분 느닷없이 벌어지는 경우가 많은데, 그렇다 보니 이전의 삶과 급격한 단절이 발생하기 마련이다. 이런 관점에서 볼 때 몇몇 부정적인 사건들이 이 범주에 들어갈 수 있다. 이런 상황은 우리가 기존에 갖고 있던 물질적·심리적 자원이 무용지물이 될 정도의 획기적인 변화를 강요한다. 사실 어느 누구도 이런 대혼란에 맞설 준비가 되어 있지 않다. 왜냐하면 처음으로 겪는 상황에서 이전에 학습한 것과 경험들은 대부분 소용이 없기 때문이다. 평범한 일상은 우리가 매일매일 하던 것들, 예측 가능한 것들에 대응하는 법만 가르치지 예측 불가능한 것들에 대응하는 법은 가르쳐주지 않는다.

이 모든 대혼란은 인생을 위험에 빠트리는 하나의 핵심 사건을 계기로 벌어진다. 아이가 폭력이나 폭행, 강간의 피해자가 되는 상황이 대표적이다. 어느 사건이 어떤 방법으로든 죽을 수도 있는 실질적인 위험을 내포할 경우 우리는 극한 상황에 놓이게

- B. Bettelheim (1979), 《생존Survivre》, Robert Laffont, p. 24

된다. 이런 상황은 생존이 걸린 중요한 문제이면서, 가치 체계에 분열을 일으키는 평범하지 않은 경험으로 구성된다. 사실상 극한 상황의 경험은 예기치 않은 사건들에 어떻게 적응할 것인지를 묻는 생존 경험이다. 그렇기에 부정적인 사건을 겪으며 생긴 혼돈과 트라우마 속에서도 자아 변화를 위한 그림을 그릴 수 있는 것이다. 가장 심각한 트라우마조차 삶에 대한 희망이 내포되어 있다.

부정적인 사건이나 트라우마성 사건과 같은 고난과 역경 속에서 우리가 생명력을 동원할 수 있다면, 이러한 능력은 상황에 적응하는 이들과 그렇지 못한 이들을 구분하는 요소로 작용할 것이다. 그러니 모든 것을 잃은 것은 아니다. 그렇다고 모든 것을 얻은 것도 아닌 게, 고난과 역경 때문에 실패한 사람들은 불행히도 질병에 걸리고 고통을 받기 때문이다. 이것은 어느 누구도 타격으로부터 무사하지 않다는 사실을 잘 보여준다. 심리학에서 적응은 중대한 문제인데, 어떤 자원이 사람들을 면역화해서 신체적·정신적 질환에 걸리지 않게 하는지를 이해할 수 있게 하기 때문이다. 그렇다면 어떻게 해야 이 면역력을 높여 각자에게 행복한 삶을 되찾아줄 수 있을까? 우리는 이 중요한 질문에 답을 제시해야 한다.

7장 사랑이 우리를 구할 수 있다

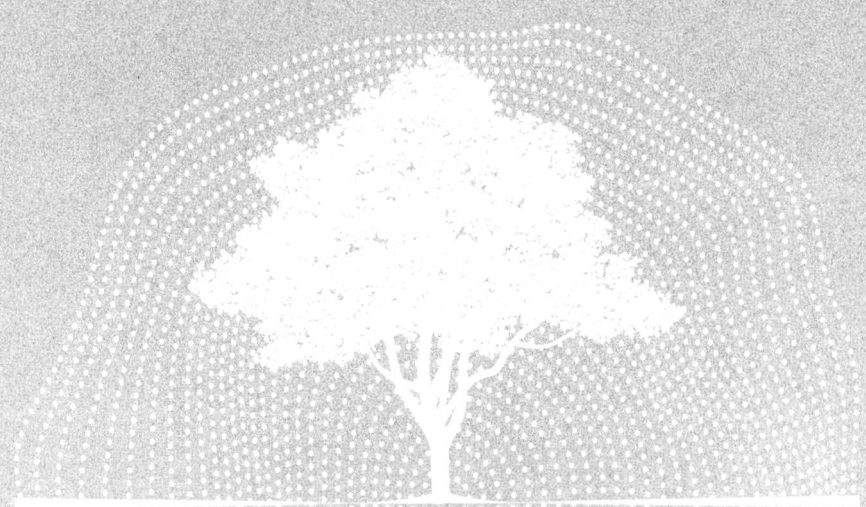

"어린 자신을 보며 고통과 슬픔을 느낀다면
당신은 자랑스러워해도 된다."

살다 보면
최악의 적에 맞서
동정심을 보여주는 것이
원만한 해결책이 되는
순간들이 있다.
어쩌면 눈을 감으면서,
상상하던 대로 흘러갈 거라는 환상에 이끌리고
이보다 더 나은 날은 앞으로 없을 것이라 말하며
흘려버린 채 놓아준다.
과거를 다른 식으로 보는 건
너무 쉬워 보이지만,
그 시절 아이의 눈으로 보면

모든 것이 매우 어려워진다.

하지만 모든 것이 괜찮다…

이 모든 것과 거리를 둔 채 인생은 흘러가고,

일상을 살면서 회복하고,

다른 이들의 품속에서 안심한다.

물론 기쁨과 웃음과 함께

삶은 계속되지만,

간혹 밤이 찾아오면

두려움이 또다시 모습을 드러낸다.

과거를 다른 식으로 보는 건

너무 쉬워 보이지만,

그 시절 아이의 눈으로 보면

모든 것이 매우 어려워진다.

우리는 예쁜 베일과 완벽한 가짜의 모습을 하라고

자신에게 이성을 강요한다.

심지어 우리는 결국 복종에 불과한

용서를 시도한다.

하루하루가, 세월이 흐른다…

시간이 지나면 사라질까

기대하고 여전히 싸운다.

빛이 비치는 곳으로 돌아가기 위해.

과거를 다른 식으로 보는 건

너무 쉬워 보이지만,

언젠가 아이의 눈으로 보는 것이

덜 어려워지는 날이 올 것이지만

일단 현재로는

그 날이 오기를 기다리며

지금의 나를 만들어준 네게

고맙다고 말하기로 다짐한다.

— 무제, 델핀 트라귀스Delphine Tragus

    우리는 부정적이고 트라우마적인 경험이 신체적·정신적 건강에 얼마나 파괴적인 영향을 끼치는지를 살펴봤다. 인생이 종종 우리에게 가하는 맹렬한 공격을 상쇄하기 위한 방법은 차선책을 찾고 내면에서 다시 긍정적인 감정이 자랄 수 있는 환경을 만드는 것이다. 이 긍정적인 감정들은 내면을 다시 기쁨과 희망으로 가득 채우고, 나아가 사랑의 감정을 느끼게 해준다.

    사랑을 비롯한 좋은 감정을 느끼는 것이 우리가 행복한 삶을 사는 데 기여한다면 어떨 것 같은가? 참 재미있는 생각이지 않은가. 더군다나 이 생각이 실용을 중시하고 냉정하며, 사실에 의거해 판단하고, 진지하며, 실없는 말은 결코 하지 않을 것 같은 한 과학자에게서 나온 것이라면 더욱 그럴 것이다. 저녁 종합 뉴스에 연구원이 출연해 이런 얘기를 하면서 우울증이나 질병의 발현에 맞서는 방법은 주변 사람들을 더 사랑하는 것이라고 주장한다면? 우리 자신을 더 잘 사랑하는 것은 어떠한가? 다른 사람에 대한 배려 부족과 자존감 결여는 우리가 매일 마시는 독극물이지만 그럼에도 불구하고 서서히 은밀하게 우리를 파멸시키고 망가뜨린다는 사실을 덧붙인다면?

긍정적 감정은 우리를 다시 일어서게 한다

이런 주장이 대중에게 좋게 받아들여질지는 확실치 않다. 특히나 성공하는 것이 무엇보다 중요해서 물불 가리지 않고 주변 사람을 밟고서라도 목적을 이루려는 시대에는 더욱 그렇다. 그럼에도 나의 내면과 20년이 넘는 심리학자로서의 경험을 바탕으로, 사랑과 긍정적인 감정이 우리를 복원할 수 있다고 생각한다. 자세히 말하면, 부정적인 경험과 트라우마적 경험으로 훼손된 삶을 사는 이들이 다시 일어서는 데는 사랑과 긍정적인 감정이 이로운 역할을 한다고 확신한다.

물론 사랑과 긍정적인 의도만으로 모든 걸 고칠 수는 없다. 하지만 다양한 형태의 자비는 마음을 진정시키고 폐허가 된 삶을 사는 사람들에게 희망을 다시 불어넣을 수 있다고 믿어 의심치 않는다. 자비가 없다면 그들은 어떠한 것도, 어느 누구도 다시는 믿지 못할 것이다. 나의 영웅 존 람보조차도 긴 여행을 끝내고 결국에는 가족 곁으로 돌아가고 싶어 하면서 가족 중 특별히 애정을 보였던 10대 소녀를 보살피는 데 전념하겠다는 마지막 임무를 자신에게 부과한다. 특히 〈람보〉 4편에서 관객들은 젊은 이상주의 선교사 덕분에 람보가 인류에게서 서서히 희망을 되찾는 변화를 볼 수 있었다. 그 여성 선교사에게 받은 십자가를 그가 손목에 두른 건 냉혹한 전사에게 조금씩 인간적인 감정이 되살아난다는 것을 보여준다. 람보도 타인의 사랑 속에서 내면의 평화와 행복을 찾을 수 있다면 세상에 불가능한 건 없으리라. 철학자 마크 크레퐁Marc Crépon은 2017년 3월에 녹화한 강연 〈사랑의 정치〉*에서 다음과 같이 말했다.

"마틴 루터 킹은 시민권 운동의 절정기였던 1963년 《사랑하는

• 강연 링크(88분): https://www.bnf.fr/fr/mediatheque/politique-de-lamour

것의 힘Strength to Love》을 발간했고, 데스몬드 투투Desmond Tutu 성공회 대주교는 진실과 화해 위원회Truth and Reconciliation Commission의 연구물 발표를 위해 아파르트헤이트(인종차별 정책_옮긴이)를 사랑으로 포용할 것을 제안하는 내용으로 긴 서문을 작성한 바 있다. 이 두 사람이 지지했던 폭력의 거부와 비폭력 추구는 전적으로 두 사람 모두에게 영감을 준 간디가 외친 사랑의 원리를 기반으로 한다. … 마틴 루터 킹이 한 말을 잊지 마라. '인간은 복수와 공격, 보복을 거부하는 방법으로 인류의 갈등을 해결해야만 한다. 이를 위한 근본은 사랑이다.'"

오늘날 많은 이의 존경을 받으며 인류애의 상징이 된 이 두 위인은 한 가지 사실에 마음을 같이했다. 개인이든 집단이든 우리가 평화롭게 살기 위해서는 증오를 사랑으로, 거부를 자비로, 폭력을 비폭력으로 대체해야 한다는 사실과, 인간은 복잡하고 양면성을 지니며 모순적인 존재라는 사실이다. 그러나 우리는 이 위인들을 끊임없이 언급하고 우상화하면서도 막상 그들의 태도를 일부라도 적용하려 하면 '너무 이상적이고 비현실적이며 고지식하다'고 평하며 실추하는 데 급급하다. 이 위인들이 세운 업적을 보면 놀라운 점이 있는데, 그들 각자가 생존을 위한 싸움과 투쟁 끝에 모두 비슷한 결론에 이르렀다는 사실이다. 그들의 여정은 자신과 타인 모두를 향한 것이었다.

우리가 선택하기에 쉽지 않은 길임은 분명하다. 왜냐하면 추구하는 것과 아직은 포기하고 싶지 않은 것 사이의 간극이 크고 서로 대립하기 때문이다. 자기 본연의 모습을 추구하는 데에서 겪는 어려움 때문에 사회관계 형성의 근간이 되어야 하는 타인, 그리고 긍정적인 감정과 거리감을 느끼게 된다. 자기 본연의 모습과 현실에서의 모습이 일치하지 못한다면 어떻게 타인과 융화하고 조화를 이룰 수 있겠는가? 이렇게 심리적 불일치가 있으면 일상에서 자신은 물론 주변 사람들까지 고통받는다.

'긍정심리학'은 아주 견고하게 발달된 분야다. 이는 긍정적인 감정이 회복의 효과를 줄 수 있다는 사실을 증명하는 과학적 초석이 될 수 있다. 나는 처음에는 긍정심리학에 다소 회의적이었다. 하지만 친구인 샤를 마탱-크룸Charles Martin-Krumm* 교수 덕분에 긍정심리학에 대한 생각을 바꿀 수 있었다. 긍정심리학은 개인의 심리학적 기능에 새로운 시각을 제시한다. 긍정심리학은 인생에서 만나게 되는 고난이나 역경을 개인이 어떻게 대면하는지, 고통이 어떻게 나타나는지를 연구하는 것에 한정되지 않는다. 긍정심리학은 행복과 만족감을 북돋는 자원과 에너지를 강화하는 방법을 모색해 인간의 행복에 기여하는 것을 목적으로 한다. 모든 사

- Ch. Martin-Krumm & C. Tarquinio (2021) 감수, 《긍정심리학의 그랜드 매뉴얼 Grand manuel de psychologie positive》, Dunod

람이 선하고 친절하며 행복하다는 전제 아래서 세상을 단순하고 순진하게 보는 학문이라고 생각한다면 잘못된 판단이다. 긍정심리학은 행복과 평안, 희망, 연민, 심지어 용서를 핵심적으로 다루며 수많은 연구를 진행하는 중대한 분야이다. 한마디로 인류를 구성하는 모든 주제에 관한 것이라 할 수 있다. 이 주제들을 대상으로 진지하게 연구 중이며, 그 결과들은 우리가 긍정심리학이 어떻게 개인과 개인의 건강에 혜택을 줄 수 있는지를 이해하는 데 기여하고 있다.

수십 년간 행해진 연구가 말해주는 사실이 하나 있다. 불행한 상황을 뒤집고 힘겨운 인생을 사는 이들을 회복시키는 방법을 위해 긍정심리학 지식을 통합할 필요가 있다는 것이다. 긍정적인 감정은 세상과의 관계와 자신과의 관계 사이에서 새로운 길을 모색하게 함으로써 우리를 변화하게 한다. 이것은 우리가 소홀히 해서는 안 되는 자원이자 어떠한 방법으로든 삶의 고난과 역경을 이겨내고자 하는 이들에게 꼭 필요한 것이다. 이번 장에서는 긍정적인 감정을 생성해낼 수 있는 가능성을 살펴보겠다. 식습관을 포함해서 말이다.

행복이란 무엇일까?

프랑스의 국민 가수 크리스토프 마에Christophe Maé는 자신의 히트곡에서 계속 질문을 던진다. '행복은 도대체 어디에 있는 거야?' 물론 이 질문 자체도 중요하지만, 답을 찾으려 애쓰기 전에 우리가 과연 무엇을 찾는지부터 알아야 한다. 사실 행복의 정의를 내리려는 건 건방진 일일 수 있다. 그럼에도 행복이라는 개념을 정의하자면 일, 건강, 애정 관계 같은 적어도 어떤 분야에서 어느 정도 만족감을 느끼며 자신의 삶을 바라볼 수 있고 인생을 살아가면서 전반적으로 부정적인 감정보다는 긍정적인 감정을 더 많이 느끼는 것을 말한다.

행복이 항상 기쁨과 만족감에 가득 차 있는 상태를 말하는 것은 아니다. 기쁨, 만족감의 감정이 낯설지 않으면서 고통, 슬픔, 두려움보다 더 크게 자리하는 것을 의미한다. 행복의 개념에서 핵심은 타인의 인식이 아닌 자신의 고유한 인식이다. 라르작Larzac 지역에서 염소를 키우며 삶의 의미를 찾고 만족감을 느낄 수도 있고, 밤낮으로 심리학 책을 쓰면서 행복해할 수도 있다.

어린 시절 다소 검소했던 환경에서 자란 우리는 조금도 불행하지 않았다. 다들 형편에 적응해서 살았기 때문이다. 돈이 없으면 롤렉스 시계를 갖고 싶다는 열망도 없다. 그런 것이 존재하는 것조차 모르기 때문이다. 형편이 안 되면 고가 브랜드 옷은 사려고 하지 않는다. 특별한 야망도 대학에 가겠다는 계획도 없이 학창 시절을 보낸다. 16세까지 의무교육이니 학교에 가는 것뿐이다. 형편에 맞게(정확히 말하면 형편이 안 되었다!) 살거나 형편이 괜찮은 척도 했다. 그럼에도 생활하는 데 지장 없고 심지어 행복할 수도 있다. 모두가 같은 환경과 입장에서 살아간다면 말이다.

　나는 오메스(57)의 카제른길Rue de la Caserne에서 살았다. 여섯 가구가 방 세 칸짜리 낡은 아파트 건물의 같은 동에 살다 보니 이웃과 일상은 물론 아주 사적인 일까지 공유해야 했다. 웃음소리와 통곡, 폭력, 슬픔, 이 모든 것이 적나라하게 공유되기 일쑤였다. 벽은 다공질이어서 사람들의 걱정과 괴로움을 걸러내지 못했다. 비밀은 있을 수 없었다. 사람들이 화장실에 몰리는 시간대에는 위층 화장실에서 발생한 향기로운 냄새까지 공유해야 했다. 우리는 서로의 미생물군까지 돌보는 사이였다. 한 건물의 아파트 구조는 모두 동일했지만 제곱미터당 사람 수는 다 달랐다. 아이가 2명이나 3명인 가정이 대부분이었고 4명인 가정도 있었다. 이처럼 우리는 동일한 사회적 환경 속에 있었다. 그중 몇몇은 다른 사람들에게 자신의 차를 과시하기 위해, 대부분의 가정이 집에서 시간을 보낼 때 자신들은 휴가를 떠난다는 것을 보여주기 위해, 유독 자동차(자동차가 있는 가정이라면)를 윤이 나도록 닦긴 했지만 말이다. 우리 집은 맞은편에 있는 농가에서 여름을 보내곤 했다. 밭에서 짚단을 나르는가 하면, 밭을 따라 난 길에 얄밉게 용무를 보는 소들을 축사로 데려오곤 했다. 자신들의 보금자리로 돌아간다는 생각에 행복에 겨운 소들은 농가와 가까워지면 기쁜 마음을 참지 못했다. 그래서 길가에 기다란 소똥 흔적을 남기는 것에 각별히 신경을 썼는데, 소똥은 그 어떤 현대 미술 작품도 부럽지 않을 모양을 만들어냈다. 무엇으로도 분류할 수 없는 선명한 초록빛으로 말이다.

그런데 신(만약 존재한다면)이 유머감각이 있는 게, 우리가 살았던 카제른길과 나란히 있는 빅투아르길Rue de la Victoire, 그리고 레퓌블리크길Rue de la République, 그다음 거리는 리베르테길Rue de la Liberté이었다. 리베르테길은 그 거리에 사는 이들에게 전설적인 성배와도 같은 장소였다. 카제른길에서 우리는 서로 기대며 잘 살고 있었음에도 다른 거리의 사람들에게 평판이 좋지 않았다. 빅투아르길에 있는 집들은 연립주택이었고 이 거리를 기준으로 리베르테길까지 '점점 더' 좋은 집들로 채워져 있었다. '카제른Caserne(프랑스어로 '병사' 또는 '막사'를 의미한다_옮긴이)'은 흡사 감옥 같았다. '빅투아르Victoire(프랑스어로 '승리'를 의미한다_옮긴이)'는 승리, '레퓌블리크République(프랑스어로 '공화국'을 의미한다_옮긴이)'는 해방, '리베르테Liberté(프랑스어로 '자유'를 의미한다_옮긴이)'는 마치 세상으로 향하는 개방 같았다. 나머지 거리에 비해 리베르테길은 사람들이 더 붐볐고 그 거리의 집주인들은 자신들의 취향을 담아 집의 외관을 꾸미는 데 열중한 듯 보였다. 당시 사람들은 카제른길에 사는 사람들을 그렇게 부러워하지 않았다. 대부분의 가정은 할 수만 있다면 계층 사다리의 높은 곳에 올라서 사회적으로 인정받기를 열망했다. 이는 불과 몇 발자국 떨어진 거리로 옮겨 갈 수 있는 가능성을 의미했다. 겨우 몇 미터만 걸으면 갈 수 있는 곳이자, 비로소 궁지에서 벗어났다고 자랑스럽게 자신에게 말할 수 있는 그런 곳 말이다.

이런 환경에서는 물질적으로 풍요로운 사람들이 더 행복할 수 있었다고 확실하게 말할 수 있겠다. 그들은 좀 더 안락한 생활과 덜 폭력적인 사회 분위기에서, 지적인 면에서도 당연히 더 나은 생활을 할 수 있었다. 그때는 돈과 물질적인 것들이 행복과 삶의 질을 높이는 데 구체적으로 기여할 수 있었다. 하지만 지금은 다르다. 더 부유해지고 싶다는 욕망은 여전하지만 사람들의 욕망은 절대로 충족되지 않는다. 사람들의 초점은 '항상 더'를 얻기 위한 타인(이웃, 친구, 형제, 자매…)과의 경쟁에 맞춰져 있다. 이제는 행복을 결정짓는 데 더 높은 연봉, 더 큰 집, 더 큰 시계는 아무 쓸모가 없다. 어느 정도의 한계를 넘어가면 돈이 더 많다고 해서 더 행복해지는 게 아니기 때문이다. 다음 페이지의 그림을 보면 최고 부

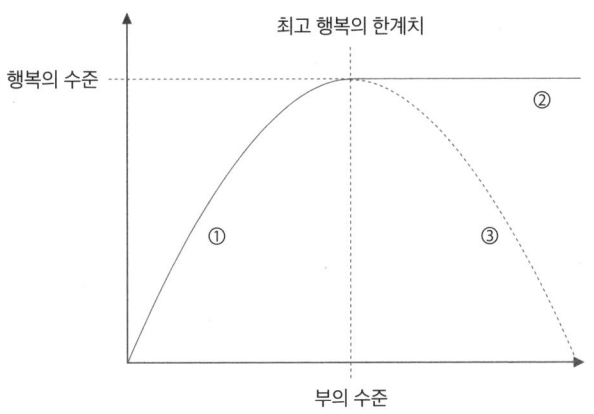

① 부의 수준이 높으면 높을수록 더 행복하다.
② 부의 수준이 어느 정도의 한계에 다다르면 일종의 유리 천장을 직면하게 된다.
③ 부의 수준이 어느 정도 한계를 넘어서면 행복의 수준이 떨어진다.

행복의 수준과 부의 수준의 관계

자들이 돈을 많이 번다고 해서 다른 사람들보다 더 행복하지 않으며, 오히려 돈이 너무 많기 때문에 종종 이들이 불행해질 수 있음을 알 수 있다. 만약 돈이 행복의 필요조건이라면 그것만으로는 부족한 게 확실하다.

긍정심리학에 대한 저명한 연구가 있다. 이 연구는 수녀회 입회 당시 22세의 가톨릭 수녀들의 자서전 원고를 중심으로 이뤄졌다. 연구원들은 수녀들이 쓴 글에서 긍정적인 표현, 부정적인 표현, 중립적인 표현의 수를 분석했다. 2001년에 발간된 이 연구 결과에 따르면, '부정적인' 표현을 가장 많이 쓴 수녀의 사망 위험성이 '긍정적인' 표현을 가장 많이 쓴 수녀의 사망 위험성보다 2.5배 높았다. 긍정적인 수녀가 부정적인 수녀보다 약 7년을 더 오래 산다고 할 수 있다. 결과적으로 행복은 장수와도 깊은 연관이 있는 것으로 보인다. 다른 연구는 행복이 과도하게 기쁨을 찾는 데서 오는 게 아니라, 우리의 고유한 가치와 연관된 인생의 목표를 이루고자 하는 노력에서 오는 것임을 입증했다. 삶의 이유를 찾고 목표를 설정하고 이를 이루는 것이야말로 가장 예측 가능한 행복의 요소인 듯하다.

그렇다면 어떻게 행복에 이를 수 있을까? 비결이 있다면 과연 무엇일까? 더군다나 우리의 인생 전반이 부정적인 사건들로 채워져 있다면 말이다. 행복한 사람들은 일반적으로 좋은 인간관계를 유지한다. 여기서 말하는 인간관계란 사회관계망 속 친구 수와는 전혀 관계가 없는, 변화무쌍한 우리의 삶을 묵묵히 목격해온 사람들을 말한다.

'아침 일찍 만나는 접시에 놓인 수제 잼이 발린 빵 조각', '텃밭에서 손수 따온 당근', '반짝이는 햇살', '땅거미가 지는 순간', '건배할 때 울려 퍼지는 잔의 소리', 이 모든 것을 우리는 주저하지 않고 다른 사람들과 공유하고 싶다고 느낀다. "인생은 아름다워." 또는 "이게 행복이지."라는 말이 절로 나오게 하는 중요한 순간들 말이다. 중요한 건 양이 아니라 질이다. 우리의 삶을 구제할 수 있는 인간관계의 질 말이다. 인간관계가 중요하다는 건 누구나 아는 사실이지만 한번 더 떠올리면 좋다.

고독감은 모두가 예상하듯 우울과 관련이 있다. 질이 높은 관계가 행복감을 높인다. 예를 들어, 시골에 사는 노인들은 도시에 사는 노인들보다 가족 중심의 관계망이 더 광범위하며, 이 관계망이 삶의 만족도에 크게 기여한다. 배우자가 있고, 자녀나 형제자매와 연락을 유지하는 것 또한 예측 가능한 행복의 요소가 될 수 있다.

행복한 사람들은 자기반성과 반추를 과도하게 하지 않는 것으로 보인다. 과거의 사건을 다루는 방법 또한 행복의 수준에 영향을 줄 수 있다. 행복한 사람들은 삶의 긍정적 경험과 부정적 경험을 대조해 지금이 더 나은 상황임을 상기하며 인생의 긍정적인 면을 만끽한다. 반면, 불행한 사람들은 자신의 부정적 경험을 계속 반추하는 경향이 있다.

긍정적 신체

신체적·육체적인 기쁨이 얼마나 중요한지를 잊고 사는 사람들이 많다. 마이애미에 있는 터치연구소Touch Research Institute에서는 이 주제에 관해 많이 연구했으며, 정신적 행복과 신체적 행복 간에 연관성이 있다는 것을 보여주었다.

예를 들어, 몸의 일부를 문지르고 마사지하는 마사지 치료법은 신체적으로나 정신적으로 긍정적인 효과를 낸다. 신체적인 측면에서 마사지 치료법은 조산으로 태어난 유아의 체중을 늘리고 체온을 높이며 숙면을 취할 수 있게 돕는다. 조금 더 큰 아이들의 경우에는 마사지 치료법으로 과잉행동과 천식, 공격성을 줄일 수 있다. 성인의 경우, 마사지는 코르티솔의 양 감소, 면역 기능 증진, 세로토닌과 도파민 수치 증가에 기여해 우울과 불안의 정도를 낮춘다. 이 모든 결과는 사람 간의 신체적 접촉이 얼마나 기분을 좋게 해주는지를 보여준다. 마사지를 하는 사람은 마사지를 받는 상대에게 관심을 기울이고 그 사람을 보살핀다고 느낀다. 자신이 중요하지 않은 존재라고 느꼈던 사람도 마사지를 받는 시간만큼은 자신을 보살펴주는 사람에게 가장 중요한 사람이 된다. 전문 마사지사의 손이든 서로를 걱정하고 아끼는 사람의 손이든, 터치에는 오직 장점만 있으며 사람을 행복한 상태로 만들어준다. 물론 성폭력 등으로 신체가 심적 트라우마의 대상인 상황은 제외하고 말이다. 이 경우엔 마사지는 무해한 행위가 아니다. 이미 존재하는 트라우마에 또 다른 트라우마를 더하지 않으려면 신중에 신중을 기울여야 한다.

반사요법 또한 연구원들이 관심을 보이기 시작한 분야로, 반사요법의 타당성을 입증하는 심도 있는 연구가 점점 늘어나고 있다. 손으로 직접 신체의 특정 부위를 압박하는 이 기술은 신체의 자기조절과 자가치유 능력을 활성화하는 것으로 알려져 있다. 반사요법은 인간의 발과 손, 귀가 몸 전체와 이어져 있다는 이론을 기반으로 탄생했다. 발과 손, 귀가 신체의 기관이나 분비샘, 또는 특정 부위와 연결되어 있기 때문에 해당 부위에 자극을 주면서 긴장을 풀어주고 균형을 회복하는 것이 목적이다. 반사요법은 불안과 우울, 고통으로 힘들어하는 일부 환자들에게 효과적일 수 있고, 심지어 삶의 질을 높이는 효과가 있다는 연구 결과도 있다.

중요한 게 또 있다. 가끔 포옹이 필요할 때가 있지 않은가. 친구나 형제, 자매, 부모, 배우자와 포개지는 순간 말이다. 지금은 성인이 되었지만, 어릴 적의 내 아이들은 아침에 학교에 가기 전 내게 와서는 나를 꼭 껴안고 '충전'을 한 후 집을 나서곤 했다. 무엇을 충전했던 걸까? 사랑, 안심, 인생, 이 모든 것을 동시에 충전한 건 아니었을까? 타인과의 접촉이 진심으로 이루어진다면 그건 어떠한 말도 필요 없는 '기브 앤 테이크' 행위다. 서로를 포개는 것만으로 충분하다. 서로를 소중하게 여긴다는 메시지를 전하면서 에너지를 전달할 수 있기 때문이다. 배우자나 연인 간의 포옹이나 입맞춤은 정신적 괴로움을 감소시키고 행복감을 증진하는 데 기여한다. 코르티솔과 혈압 수치를 낮출 뿐만 아니라 옥시토신 수치를 높이기도 한다. 이렇게 애정을 표현하는 것은 애정 표현의 대상뿐만 아니라 애정을 표현하는 사람에게도 이로운 영향을 준다. 사람들이 신체적 거리 두기에 익숙하고, 신체를 성적 구성요소로 한정하는 오늘날이지만 가끔은 이런 사실을 상기할 필요가 있다.

'터치'를 다루다 보면 성관계를 언급하지 않을 수 없다. 인간은 번식 이외의 목적으로도 성관계를 하는 드문 종이다. 사실 인간이 번식을 목적으로 성관계를 하는 경우는 별로 없다. 대부분 쾌락을 위해서다. 아무쪼록 그러길 바란다. 사람들 대부분은 쾌락을 위해 성관계를 한다는 사실에 동의한다. 그런데 어떤 사람들에게는 복잡한 문제다. 주로 성폭력 피해자의 경우가 그런데, 이들은 성에 대해 철저히 거부반응을 보이거나 해로울 수준으로 성욕 과다증을 보인다.

보통 건강한 성생활은 혈압을 낮추고 건강한 신체와 면역 체계를 갖추는 데 도움을 준다. 암, 특히 전립선암의 발병 위험도 낮출 수 있다고 한다. 신경학적 측면에서 볼 때 오르가슴은 마약에 버금갈 만한, 도파민과 세로토닌의 분비를 유발하는 신경 접속을 활성화한다. 오르가슴을 느낀 후에는 프로락틴이 분비되면서 졸음을 유발하고, 특히 옥시토신은 편안함과 진정감을 주고 불안을 줄이는 효과를 낸다. 이런 호르몬들은 대부분 부정적인 사건과 심적 트라우마의 피해자들에겐 결여된 호르몬이다. 신뢰하는 사람과 함께하면 성생활의 긍정적인 영향은 더욱 커진다. 그 상대가 당신이 사랑하는 사람이면 효과는 몇 십 배일 것이다.

위장과 감정 사이

비만과의 싸움에서 승리하고 비만을 예방하는 최고의 방법 중 하나는 단연코 과일과 채소, 섬유질, 저지방 식단을 유지하는 것이다. 그런데 최근에 발견된 사실에 따르면, 이러한 식단이 우울증, 괴로움, 스트레스, 불안감을 줄이는 데도 도움을 줄 수 있다. 예를 들어 칠면조 고기나 바나나처럼 '트립토판tryptophan' 함유량이 높은 음식은 5HTP 효소를 생성하고 세로토닌으로 전환하는 데 기여한다. 참고로, 뇌 내 세로토닌이 부족하면 우울증을 야기할 수 있다.

쾌락, 행복감과 관련된 신경전달물질로 도파민이 있다. 도파민은 치즈와 초콜릿처럼 '티로신tyrosine' 함유량이 높은 음식이 분해되면서 만들어지며, 스트레스와 불안을 낮추는 데 도움을 준다. 초콜릿이 신체적·심리적 건강에 혜택을 준다는 연구가 200건이 넘는다고 하니 초콜릿을 좋아하는 사람들에게는 희소식이다. 예를 들어, 카카오 함량이 70%인 다크초콜릿 100g을 매일 먹으면 암과 당뇨병, 심혈관계 질환은 물론이고 사망률에도 긍정적인 효과가 있다. 하지만 다크초콜릿에 우유가 섞여 있다면 효능은 사라진다. 게다가 초콜릿은 기분을 조절하는 확실한 효능이 있는데 신경전달물질의 효과를 높여주는 마그네슘 함량이 높기 때문이다. 그래서 초콜릿은 스트레스와 피로, 불안을 예방한다.

미생물군 문제와 미생물군이 심리적 건강에 미치는 효과도 살펴보자. '장내 미생물군'은 장에 사는 170여 종의 다양한 박테리아를 지칭한다. 여기에는 균류 및 바이러스를 포함해 기생충도 포함되어 있다. 우리는 장이 '미주신경'*(가장 긴 뇌신경) 회로를 통해 지속적으로 뇌와 소통하고 있다는 사실을 종종 잊는다. 미주신경으로 들어온 정보의 80%가 내장에서 뇌로 가는데, 이는 장과 뇌가 아주 긴밀하게 연결되어 있다는 것을 입증한다.

장내 미생물군 파괴는 심리 질환에 어느 정도 영향을 미치는 것으로 보인다. 불안장애와 우울장애와 관련이 있는데, 미생물군이 파괴된 사람은 그렇지 않은 사람보다 불안장애와 우울장애 유병률이 3배나 높은 것으로 나타났다. 파스퇴르 연구소와 국립보건의학연구소, 국립과학연구센터의 연구에 따르면 장내 미생물군

* 미주신경은 뇌의 바깥 부분 두뇌에서부터 심장, 모든 기도, 위, 간, 신장, 췌장, 장 등 여러 기관에까지 광범위하게 분포되어 있다.

의 불균형은 특정 대사산물의 붕괴를 유발할 수 있으며, 이는 우울증의 잠재적 원인이 될 수 있다. 반대로 건강한 장내 미생물군은 뇌가 순조롭게 기능하도록 돕는다.

놀랍게도 연구원들은 우울장애를 보이는 동물의 미생물군을 건강한 동물에게 이식해 우울증을 전이하는 데 성공했다. 미생물군의 불균형이 괴로움부터 우울증, 불안까지 다양한 감정 상태를 만든다는 사실을 입증한 것이다. 따라서 건강한 미생물군을 형성한다면 여러 장애에 대응하는 효과적인 수단이 될 수 있다. 이러한 흐름에서 사이코바이오틱psychobiotic(심리 건강에 긍정적 영향을 줄 수 있는 미생물군_편집자)이 등장했는데, 사이코바이오틱을 섭취하면 지방 수준을 정상으로 회복할 수 있고, 결과적으로 우울증을 다스릴 수 있다.

자신의 몸속 미생물군, 즉 식생활을 관리하는 것은 결국 행복 정도를 높이는 것과 직결된다. '지중해 식단'(올리브유 사용으로 몸에 좋은 지방이 풍부한 이 식단은 신선한 재료와 제철 재료로 구성되고 가공식품을 배제한다)이야말로 심리적 행복을 증진하면서 불안장애나 우울장애를 예방하는 최고의 방법으로 보인다. 마늘과 생강, 사프란, 강황, 차, 카페인, 오메가-3지방산, 붉은 과일, 아보카도, 양배추로 구성된 '항염증 식단' 또한 효과적이다. 우리가 음식을 섭취하는 것은 위 건강은 물론 뇌의 건강까지 챙기는 셈이다. 접시에 어떤 음식이 담기는지에 따라 우리는 뇌를 조절할 수도, 방치할 수도 있다.

자기연민

연민은 고통의 경험에 대한 민감성을 내포한다. 감정을 단절해 타인의 고통을 외면하는 게 아니라 타인의 고통을 인식하는 것이다. 타인을 향한 온정을 품은 채 그의 아픔을 줄여주고 싶은 열망을 키우면서 말이다. 연민은 또한 우리 모두가 불안정하고 불완전한 인간임을 알기에, 다른 사람이 실패하거나 실수할 때 그들의 이야기에 귀 기울이고 그들의 처지를 이해한다는 것을 의미한다. 지하철에서 허탈한 모습을 한 그들의 눈길을 피하는 대신 그들이 겪고 있을 어려움을 잠깐이라도 떠올리면 충분하다. 타인의 처지와 입장에서 바라본다면 고통을 겪고 있는 한 사람이 보인다. 그 순간부터 우리의 마음에 그들의 마음이 닿는다. 연민이라는 단어를 직역하면 '고통을 함께하다'이다. 그들이 처한 상황을 모르는 체하는 대신 그들의 상황에 마음이 흔들리고, 심지어 그들의 고통을 줄이기 위해 돕는 마음이다. 그리고 우리는 모두(거의 모두) 타인의 고통에 연민을 느낄 수 있다.

우리는 자신이 한 실수나 실패, 즉 자신의 부족함 때문에 벌어진 고통을 피하지 못한다. 그럴 때 우리는 친절과 호의를 바탕으로 이 문제를 받아들이기 위해 자신에게 연민을 느낄 수 있다. 이러한 자기연민은 고통에 공감하고 피하지도 밀쳐내지도 않으면서, 자신에게 호의를 갖고 치유해주고 싶다는 마음을 갖는 것이다. 자신의 고통과 부족함, 실패를 편견 없이 이해하고, 자신만의 고유한 경험을 인간의 경험 중 일부로 여기는 것이기도 하다.

서구 문화에서는 타인을 향한 친절을 높이 산다. 하지만 자신을 향한 친절에는 그만큼의 가치를 부여하는 일이 드물다. 실패나 실수라도 하면 우리는 엄격하게 자기비판을 한다. 낯선 사람이나 심지어 우리가 싫어하는 사람에게도 하지 않을 말을 자신에게는 스스럼없이 하는 경향도 있다. 이 모든 게 약간 역설적인데, 만약 아이가 학교 폭력이나 실패, 실망감으로 시련을 겪을 때 다정한 부모는 과연 어떻게 아이를 대할까? 아이를 비난하면서 "너는 손을 쓸 수도 없는 실패자"라며 막말을 퍼부을까? 절대 그러지 않을 것이다. 아이에게 "가끔 그럴 수 있어."라고, "인간은 누구나 실수를 한단다."라고 다독이며 아이를 안심시킬 것이다. 아이를 꼭 안아주면서 다시는 시련을 겪지 않도록 아낌없이 지원할 것을 다짐할 것이다. 다시 용기를 얻은 아이는 새로운 목표에 도달하기 위해 노력할 수 있다. 당신이 주는 사랑, 무조건적인 지원을 등에 업고 말이다. 만약 당신이 아이를 깎아내리고 아무짝에도 쓸모가 없는 존재로 취급했다면 결과는 정반대였을 것이다.

이런 태도로 자신을 대하면 어떨까? 어려운 순간이 닥쳤을 때 온정과 용기에 기반한 자기연민은 고통스럽고 어려운 경험을 이겨내는 데 필요한 감정적인 자원을 제공한다. 자기연민은 부정적인 감정을 누그러뜨리면서 우리가 더 빨리 일어날 수 있게 해준다. 연구에 따르면, 충만감을 느끼면서 부정적인 사건에 맞설 수 있게 하고, 더 행복하고 긍정적인 감정을 느끼게 한다. 운동을 하고, 건강하게 먹고, 병원에서 꼬박꼬박 몸 상태를 체크하는 등 건강한 습관을 기르는 데도 도움을 준다. 자기연민은 태도의 변화뿐 아니라 면역 기능도 강화해 실질적으로 건강 상태를 개선한다.

어렸을 때 당신은 어떤 아이였는지 떠올려본 적 있는가? 3인칭 관찰자 시점으로 영유아나 청소년 시절 겪었던 고난과 시련을 생각해본 적이 있는가? 힘들었던 순간들(부모의 이혼이나 정서적 방임, 학교 폭력, 모욕)을 관찰자나 목격자의 시점으로 바라보자. 그 장면을 떠올리면 어떤 생각이 드는가? 무관심? 체념? 상황이 허락한다면 그 시절의 당신을 꼭 안아서 위로해주고 싶지는 않은가? 어린 시절의 당신을 도와주고 안심시키고, 앞으로 있을 경험이 충분히 값어치 있으며, 삶을 믿어도 된다고 말해주고 싶지 않은가?

당신은 자신에게 연민을 느끼는가? 아니면 인생이 지워준 짐을 사랑하는 사람들에게 지우는 편인가? 1분간 생각해보고 솔직하게 대답해주길 바란다. 아무도 들을 수 없으니 걱정하지 않아도 된다. 다만 마음에 아무런 동요가 일지 않는다면 참 안타까운 일이다. 자기연민을 느낄 수 없다는 뜻이기 때문이다. 아마도 삶의 피로 때문에 이런 감정을 느끼지 못하는 것일 테다. 그동안 자신에 대한 엄격함과 까다로움이 분명 당신을 전진하게 했을 것이고 그 방식으로 자신을 단련했을(너무 과하게) 것이다. 반대로 어린 자신을 보며 고통과 슬픔을 느낀다면 당신은 자랑스러워해도 된다. 당신의 마음과 인간미는 타인은 물론이고 자신에게 가장 친절한 사람이 되도록 안내하고 도와줄 자원이다.

우리 자신이 너무 나약하거나 부족하다고 여긴 채 자신을 비판하고 비하하는 것은 결국 고통에 고통을 더하는 셈이다. 자기연민은 이해심을 바탕으로 자신을 지지하는 내적 대화를 배양한다. 위안을 주는 안식처를 내면의 공간에 만드는 것이다. 이런 태도는 부정적 사건이 우리에게 미칠 영향을 완화하면서 회복탄력성을 촉진하는 데 큰 도움이 된다.

유머의 힘

놀랍게도 유머는 부정적인 생각이나 감정에 맞서는 데 도움을 준다. 예를 들어, 우리가 농담을 하고, 어떤 에피소드를 떠올리며 웃고, 우스운 이야기를 나누고, 친구들과 장난 삼아 던지는 말들 말이다. 유머는 각박하게 돌진해오는 세상을 웃음거리로 만들면서 약간의 거리를 두는 하나의 방식이다. 다만 자신을 심하게 깎아내리는 유머(자신의 품위를 망가뜨리고 가치를 떨어뜨리고 조롱하는 유머)는 정신 건강을 악화시키고, 행복도를 낮추며, 우울과 불안, 심하게는 자살 생각으로 이어질 수 있다. 그러한 유머만 아니면 나머지는 모두 허용된다. 절제할 필요 없이 마음껏!

유머러스한 사람은 누구나 편히 다가오게 하고 붙임성이 좋아 인간관계에서 매력 있는 사람으로 통한다. 주위에 늘 사람이 많아서 외로움을 덜 느낀다. 유머와 신체적 건강의 상관성을 확립한 연구가 여럿 있는데, 웃음이 근육 이완, 심호흡과 같은 생리적 변화를 유도하기 때문이다. 2000년대에 이뤄진 많은 연구는 웃음이 삶의 질을 전반적으로 향상하면서 우울 증상을 줄이는 효과가 있음을 입증했다. 유머는 또한 통증을 줄이는데, 엔도르핀이 분비되면 근육 수축이 완화되기 때문이다. 유머는 면역 체계를 강화하기도 한다. 웃으면 적어도 일시적으로 스트레스가 줄고 자연살상세

포라 불리는 NK세포를 활성화해 암 환자와 HIV 환자에게 치유 효과를 줄 수 있다.

유머라는 안경을 쓰면 인생이 덜 심각하고 덜 비극적으로 보인다. 유머는 현재의 경험과 과거의 기억을 긍정적으로 해석해 스트레스와 불안에 대한 적응력을 높인다. 여러 연구에 따르면, 웃으면 부정적인 생각과 우울한 감정, 불안감이 줄고 자존감과 회복탄력성, 행복감이 향상된다. 로베르토 베니니의 최고의 걸작 〈인생은 아름다워〉를 떠올려보자. 1997년 개봉된 이 영화는 제2차 세계대전을 배경으로 나치의 이탈리아 점령을 다룬다. 주인공 귀도는 인생의 작은 사건들을 황홀한 순간으로 바꾸고, 유머를 활용해 비극과 공포를 벗어나는 능력을 가진 일종의 마술사다. 귀도는 마침내 꿈에 그리던 서점을 여는데, 하루는 인종차별적 문구가 적힌 팻말이 쇼윈도에 붙은 걸 발견한다. 아들이 '왜 개와 유대인 출입을 금지하는지' 묻자 귀도는 "누구나 싫어하는 사람을 들어오지 못하게 할 수 있다."라고 설명한다. 그리고는 "우리 서점에는 거미와 고트족을 못 들어오게 하자."고 아들에게 제안한다. 귀도의 재치로 비극적인 상황이 사라진 것이다. 최고의 명장면은 귀도와 아들이 다른 사람들과 뒤엉켜 수용소에 갇혀 있는 장면이다. 귀도는 갑자기 독일군(귀도에게 웃음을 선사할 얼굴은 전혀 아닌)의 통역사로 분해 각자 지켜야 할 수용소 규칙들을 외치면서, 우리 집단적 무의식에서 공명하는 이 장면을 포복절도의 순간으로 만들어버린다. 독일군이 증오와 경멸을 독일어로 쏟아낼 때 귀도는 아들에게 이 모든 게 대규모 게임의 일부라고, 승리하면 커다란 탱크를 상으로 받을 수 있다고 믿게 하기 위해 엉뚱한 규칙들을 만들어낸다. 아들은 익살스러운 광대 아빠한테 깜빡 속는다. 끔찍한 공포의 순간에도 웃음은 없어서는 안 될 필수 요소이자 인생을 더욱 아름답게 빛낼 수 있는 요소이다. 그냥 웃어보자. 이가 보이도록 활짝 말이다. 우리는 살아 있다!

사랑은 치유다

수많은 감정 사이에서 단연코 회복의 효능을 발휘하는 감정이 있다. 바로 사랑이다. 사랑에 대한 시각이나 개념은 사람마다 다를 수 있지만, 남자 또는 여자를 연결해 서로 좋아하게 하는 감정이라는 점에는 모두 동의할 것이다. 사랑은 타인에게 느끼는 애정과 애착의 감정이라고도 할 수 있다. 대부분 우리가 누군가를 사랑하면 상대에 대한 끌림과 동시에 성적 욕망을 갖게 된다. 이는 연인 관계와 친구 관계를 구분 짓는 요소이기도 하다. 그런데 '서로에게 끌린 두 사람을 연결하는 강렬한 감정'만으로 충분할 때도 있다.

나는 내 아이들 없이 살아갈 수 없다. 너무나 사랑하기 때문이다. 나의 소중한 친구들도 사랑한다. 매일 내 도움을 필요로 하는 환자들도 사랑하는데, 그들은 있는 그대로의 모습으로 나에게 가르침을 주기 때문이다. 이렇듯 연인 관계가 아니더라도 충분히 사랑할 수 있다. 이건 참 고마운 일이다.

사랑은 수많은 긍정적 감정 중 하나이지만, 다른 감정을 뛰어넘는 특별한 무언가를 갖고 있다. 사랑을 받는다는 것은 정서적으로 충족되고, 챙김과 지지를 받고, 자신에게 소중하고 중요한 누군가와의 관계에 속하는 것이다. 우리는 엄청난 돈을 들여 의약품을 개발하고 치료 효과를 점점 높이고 있는데, 인류 고통의 가장 큰 원인이 사랑의 결핍이라는 사실을 잊고 사는 듯하다. 학대나 실추, 괴롭힘, 강간 같은 트라우마성 사건에는 우리의 공감능력, 즉 타인에 대한 사랑이 존재하지 않는다. 우리가 이 인간적인 역량을 지속적으로 키워가면서 주변 사람들과 자신을 더 사랑할 수 있다면 학대와 부정적 사건 같은 비극은 틀림없이 줄어들고, 우리 자신도 질병을 피할 수 있다.

사랑은 건강을 위한 치료제인 동시에 용량 제한이 필요 없는 약이다. 이 치료제가 부족하면 결국 영유아와 청소년이 첫 번째 피해자가 된다. 사랑을 받지 못해 죽은 사람은 있어도 너무 많은 사랑을 받아서 죽은 사람을 난 지금까지 보지 못했다(병적인 사랑의 경우는 예외다). 사랑은 인간의 고통을 상쇄할 수 있는 핵심적인 해결책이다. 사랑하는 사람, 주변 사람들이 전하는 사랑은 상처를 아물게 해서 더 나은 삶을 살게 하고, 더 오래 살게 할 수도 있다.

사랑이 주는 혜택은 여러 연구를 통해 입증되었다. 사랑은 사랑을 받는 사람과 사랑을 하는 사람 모두에게 이롭기 때문에 이중으로 혜택을 준다. 주변 사람들(이웃, 친구, 동료들)을 험담하면서 분노나 응어리가 당신을 사로잡을 때 몸 구석구석에서 아주 기분 나쁘고 자신을 내리누르는 부정적인 감정을 느낀 적이 있는가? 이 감정에 사로잡히면 우리는 어두운 기운을 뿜게 된다. 반대로, 지인이나 주변 사람들의 사랑과 관심이 충만하게 느껴질 때는 행복감이 당신을 감싸는 기분이 들 것이다. 빛이 당신을 밝히고 당신의 눈길이 닿는 곳을 변화시킨다. 사랑은 타인이 회복하게 도우면서 우리 자신도 회복하게 한다.

친밀감은 두 사람이 아주 가까움을 의미한다. 상대를 향해 마음 여는 것을 의미하고, 솔직함과 자기 표출, 상호 신뢰로 이어지는 감정이다. 애정을 드러내고 도움의 손길을 내밀면서 타인의 일에 관심을 가지는 것이다. 누군가를 가깝게 느끼면 정서적으로 엮여서 상대를 걱정하고 헌신하게 된다. 부자이든 가난한 사람이든 모두에게 부족한 것이 있다면, 바로 사랑이다. 피상적인 관계에 집착하는 우리는 참 재미있는 시대를 살고 있다. 진실한 관계를 맺고, 편안함을 느끼며, 서로를 소중하게 여기는 사람을 한두 명 정도 주위에 두는 것은 무척 중요하다. 사랑은 우리를 행복하게 하고, 세상에 더 잘 녹아들게 하고, 회복탄력성을 기르고, 효율적으로 기능하는 영양소처럼 우리를 긍정적인 에너지로 가득 채운다. 처음 사랑을 느낀 적이 언제였는지 기억하는가? 당신을 가득 채웠던, 하늘을 나는 듯이 설레는 감정을 기억하는가? 모든 게 달리 보이고 무슨 일이 일어나도 이겨낼 수 있을 것 같았던 때, 행복감과 친절함으로 가득했던 때 말이다. 사랑을 하면 싸우고 싶지도, 누군가를 아프게 하고 싶지도 않다. 그저 주변 사람이 자신과 같은 감정을 느끼면 좋겠고, 구름 위를 여행하는 이 기분을 온 세상에 전파하고 싶은 마음뿐이다.

사랑 또는 사랑의 결핍은 우리의 세포 구조를 바꾸는 후성적 영향을 갖고 있다. 프랑스어에는 'avoir l'autre dans la peau'라는 표현(같은 의미의 영어 표현으로 'I've got you under my skin'이 있다_옮긴이)이 있는데, 여기에는 '살갗'이라는 단어가 들어간다. 사랑에 빠진 연인을 '누군가의 살갗 아래에 있다.'고 표현하는 건 단순한 은유가 아니다. 수년 전 연구원들은 애정 상대에게 충성심이 높기로 유명한 들쥐의 몇몇 유전자가 '옥시토신' 분비에 필요한 단백질을 생성한다는 것을 입증했다. 사랑의 호르몬이라 불리는 옥시토신은 연인 사이에 사랑의 감정을 촉진하는 역할을 한다. 이 단백질은 일부일처제를 장려하고 충성심을 촉진시킨다고 알려져 있다. 우울증과 싸우는 데에도 효과적이다. 연구원들은 실험 그룹에 옥시토신을 접종해 신경 영상 기술로 옥시토신이 편도체*의 기능을 조절한다는 사실을 발견했다. 옥시토신이 두려움으로 활성화된 편도체의 기능을 억제함으로써 일상에서 직면하는 스트레스 상황에 유연하게 반응하고 부정적인 상황을 더 잘 제어할 수 있게 돕는 것으로 나타났다. 스트레스 상황을 맞닥뜨렸을 때 위험에 처해 있다고 느끼고, 사람들을 경계하고, 심하게는 그들에게 공격적으로 반응하는 대신, 마음을 터놓고 친절하고 우호적인 태도와 행동을 더 많이 하게 한다.

그렇게 사랑이 자리를 잡으면 우리는 일상으로 돌아갈 수 있다. 반면 외로움과 고독은 부정적인 경험을 낳아서 인생을 방해하는 작전을 완수한다. 사랑은 부정적 경험들로 우리가 잃었던 삶의 의미를 찾게 한다. 모든 사람이 가능한 오래 살고 싶을 것이라고 생각하지만 틀렸다. 정서적 괴로움과 외로움의 무게를 지는 게 인생이라면 많은 사람이 삶을 포기하고 모든 걸 내려놓길 원할 수밖에 없다. 사랑은 '산다는 것'의 의미를 새로 정의하는 희망처럼 보인다. 불행하게 살아야 한다면 오래 사는 게 무슨 소용인가. 장

• 앞에서 본 바와 같이, 편도체는 감정 특히 두려움의 처리에 개입한다.

지오노Jean Giono가 "우리의 궁극적 목표는 사는 것이 아니라 이유 있는 삶을 사는 것이다."라고 했던 것처럼 말이다.

자신을 위해 용서하라

용서는 간단한 문제가 아니다. 그리고 우리 모두와 관련 있는 주제이기도 하다. 당신이 학대나 무관심, 트라우마성 사건의 피해자라면, 더군다나 그 불행한 사건을 우리에게 상처를 준 사람이나 집단이 행한 거라면 용서의 문제는 더욱 특별한 무게감을 갖는다. 용서한다는 것은 원래 '무엇을 누구에게 준다.'는 의미로, 라틴어 'perdonare'(for-give)가 어원이다. 모욕이나 상처를 당한 피해자가 자신의 원한을 포기하는 것이라고 할 수 있다. 용서는 우리를 아프게 한 상대에게 자비심과 연민을 갖고, 심지어 그를 사랑하는 마음으로 대하고자 노력하면서 원한을 초월하는 것이다.

용서는 망각과는 정반대다. 행해진 과오를 잊는다면 용서할 것도 없다. 용서받지 않거나, 용서하지 않을 게 아니라면 과오를 저지른 사람도 그 과오로 인한 피해자도 과오를 잊어서는 안 된다. 용서는 부정적인 행위와 연관된 원한을 '지울 수는 있지만' 그 행위 자체를 지울 수는 없다. 용서는 어떤 행위의 부정적인 결과로부터 가해자와 피해자를 해방하는 것이다. 넬슨 만델라는 다음과 같이 말했다.

"남아프리카공화국 사람들은 끔찍한 과거를 기억해야 한다. 우리가 그것을 다룰 수 있고, 용서가 필요할 때 용서할 수 있도록 말이다. 절대 잊어서는 안 된다. 기억함으로써 다시는 그런 비인간적인 잔인함이 우리를 갈라놓지 않을 것이라고 확신할 수 있고, 여전히 민주주의에 대한 위협으로 도사리고 있는 위험한 유산을 근절할 수 있다."

용서는 화해를 뜻하는 것도 아니다. 화해하기 위해서는 적어도 서로가 세상에 존재하고 있어야 한다. 따라서 용서가 반드시 화해를 의미하는 건 아니다.

용서를 하면 자신에게 상처 준 사람들에 대한 원한의 정도가 줄어드는 경험을 하게 된다. 상대를 향한 비난이 덜어지고, 감정도 덜 부정적이 되며, 상대에게 거리를 덜 두거나 덜 공격적으로 변한다. 원한과 정신 건강의 상관성에 대한 여러 연구에 따르면, 용서하는 데 어려움을 겪으면 겪을수록 우울과 불안의 정도가 커지고, 건강 상태 역시 나빠지는 것으로 나타났다. 나쁜 생리적 반응과 분노 같은 감정이 건강을 해치는 것이다. 분노는 원한이나 원망, 증오의 형식으로 다양하게 표현되는데, 이 부정적 표현들은 건강에 영향을 줄 수밖에 없다. 소화불량부터 심혈관계 질환까지

시한폭탄을 몸에 심는 것과 같다.

하버드대학교 연구진은 분노와 심혈관계 질환 발병의 관련성에 대해 1966년부터 발간된 모든 연구를 면밀히 살폈다. 그 결과에 따르면, 분노를 표출한 지 두 시간 안에 심근경색 위험이 5배 증가하고, 뇌동맥류(혈관기형) 파열 위험은 6배 증가하며, 허혈성 뇌졸중(대뇌동맥 폐색)에 걸릴 위험은 3배 증가한다. 누군가가 유아나 청소년에게 해를 끼쳐 깊은 마음의 상처를 주면 아이는 상대에게 원한을 품는 것은 물론 마음의 문을 닫게 된다. 증오는 증오를 품게 만든 이가 아닌 증오를 품는 이를 먼저 망가뜨릴 가능성이 높기 때문이다. 이중처벌인 셈이다. 정말이지, 신이 존재한다면 참 무정하기 그지없다.

그렇기 때문에 용서하거나 혹은 용서하기 위해 노력하는 것이야말로 우리를 구할 수 있다. 이 말을 반드시 기억하자. 그리고 우리를 망가뜨린 이들에게 우리를 끝장낼 수 있는 기회를 주지 마라. 용서는 우리를 망가뜨린 자들과 그 인생에 대한 복수다. 우리 자신을 재건하는 과정에서 중요한 단계이기도 하다. 하지만 용서가 심적 트라우마를 치료할 수는 없다. 치료적 성격은 전혀 없다. 중요한 요소는 맞지만, 그야말로 하나의 단계일 뿐이다.

8장　　　　　　모든 것에는 답이 있다

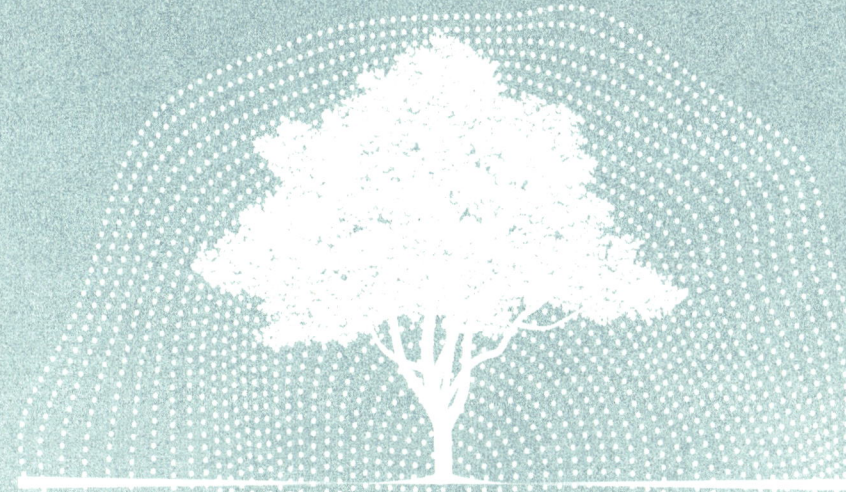

"진화의 과정에서 자연의 섭리는 살인할 수 있는 능력보다
같은 편끼리 도울 수 있는 능력을 우선했다."

부정적 경험과 심적 트라우마로 인한 문제들을 바로잡기 위해 긍정심리학에 기반한 다양한 전략들을 살펴보자. 고통받고 있는 사람들을 도울 자원을 구하는 동시에 구체적인 행동을 실현하는 첫 단계라 할 수 있다.

소설보다 더한 현실

하지만 긍정심리학적 전략만으로 부족할 때가 있다. 그럴 때면 '정신분석학적' 방식의 도움을 받아야 한다. 다소 생소한 데다 신비스러운 영역으로 보이지만 많은 사람이 타당하다는 견해를 보이는 분야로, 영화와 드라마에서 자주 다루는 소재이기도 하다.

알프레드 히치콕의 영화부터 〈양들의 침묵〉, 드라마 〈소프라노스〉까지 심리치료사는 늘 등장했다. 드라마 〈소프라노스〉는 공황발작 환자인 뉴저지의 마피아 조직원 토니 소프라노가 정신분석 전문 의사를 찾아가는 얘기를 다룬다. 마피아들도 불안장애를 겪는다니, 놀라운 얘기다. 프란시스 포드 코폴라 감독의 3부작 영화 〈대부〉 속 이미지와는 너무 다르게, 마피아들도 약해질 수 있다니 말이다. 당신만 그런 게 아니라는 마음에 위안을 받을지도 모르겠다. 드라마는 토니 소프라노의 상담 장면을 매우 사실적으로 표현해서, 미국에서 가장 정통한 학회인 미국심리학회American Psychological Association, APA가 멜피 의사 역을 연기한 배우 로레인 브라코Lorraine Bracco를 비롯해 드라마 제작 및 연출 팀에 '영화·TV 부문 가장 신뢰할 만한 정신분석가the most credible psychoanalyst ever to appear in the cinema or television' 상을 수여하기도 했다.

〈치료 중En thérapie〉이라는 드라마가 있다. 프랑스와 독일 합작 채널인 아르테Arte에서 방영한 이 드라마는 2021년 2월 첫 방영 이후 3,650만이라는 역대 최대 누적 조회 수를 기록했다. 이 드라마는 개인적인 비극만 다루지 않는다. 사랑은 물론 죽음, 심적 트라우마 등 동시대를 사는 우리가 걱정하고 일상적으로 겪는 고통을 보여준다. 모험도 행위도 살인이나 특수효과도 없다. 시청자를 매료시키는 건 살면서 겪은 불편함, 고통을 고백하러 상담실을 찾는 환자들의 이야기다. 시청자들은 다양한 극중 인물 중 누군가와 겹쳐 있는 자신을 발견한다. 이 드라마에서 정신 상담 치료는 환자, 심리치료사 필립 다양(프레데릭 피에로 Frédéric Pierrot가 연기했다), 그리고 시청자가 어우러져 모두가 각자의 입장에서 자신이 누구인지, 자신의 한계가 무엇인지를 설명하려 시도한다. 우리는 이 드라마를 보면서 정신상담실의 은밀하고 중요한 성역으로 파고드는데, 원초적인 엿보기가 아니라 중심인물에게 자신의 질문을 던지는, 거의 치료에 가까운 엿보기이다. 누군가는 그런 상황이 낯설고, 나와는 상관없는 것으로 여기며, 있는 그대로 픽션으로 볼 수도 있지만 말이다. 이런 이유로, 휴게실에서 동료 혹은 친구들과 다른 드라마 얘기는 자연스럽게 하면서도 바로 전날 본 〈치료 중〉에 대해선 거의 이야기를 안 하게 될 것이다. 민감할 수밖에 없는 게, 이 드라마를 얘기하다 보면 자연스럽게 자신의 이야기를 해야 하기 때문이다. 인생의 중요한 부분과 자신이 어떤 사람인지를 노출해야 하는데 그럴 바엔 차라리 말을 안 하는 쪽을 선택할 가능성이 크다.

이 드라마는 무엇보다도 전 국민을 대상으로 하는 대리 심리치료로서 사람들이(이 드라마에 대해 비판적인 이들까지) 정신 상담 과정을 궁금해하고 흥미로워하며 질문을 던지게 한다. 다만 심리치료사 필립 다양은 심리치료 방법의 일부만 보여주는데, 오늘날의 심리치료는 구어적 방법을 통한 치료에만 한정되어 있지는 않다. 다소 시대에 뒤처진 이 방식은 현재 상담실에서 일어나는 치료와는 다소 동떨어져 있다.

새로운 치료 방식들

오늘날 심리치료사들은 다양한 치료 방식을 활용하는데, 이는 바람직한 현상으로 볼 수 있다. 환자들의 복잡한 심리와 특성에 따라 치료 행위와 개입을 조정할 수 있기 때문이다. 물론 기본적으로 상담을 깊게 이끌고 환자의 이야기를 경청(심리치료사의 기본 자질)할 줄 알아야 한다. 다만 환자들을 더 잘 치료하기 위한 목적으로 새로운 접근 방식을 적용하면서 치료 효과를 높일 수 있게 된 것이다. 이전 시대의 심리치료사들에 비해 현대 심리치료사들은 현대 정신분석학이 제안하는 것들을 좀 더 열린 마음으로 받아들이고 있다.

최근 몇 년 사이 새로운 치료적 접근 방식이 많이 등장했다. 현재 가장 유행하는 방식은 최면, 소프롤로지sophrology, 수명 통합Lifespan Integration, LI, 인지행동치료Cognitive Behavioral Therapy, CBT, 마음챙김, 전신치료, 안구운동 민감소실 및 재처리 기법Eye Movement

Desensitization and Reprocessing, EMDR이다. 드라마 〈치료 중〉에서 등장한 치료법은 단 하나도 없다.

열린 마음으로 이 방식들을 이해하고 받아들일 필요가 있다. 물론 쉬운 일은 아니지만 말이다. 개인적으로는 이 방식들을 거부하는 시선들로 씁쓸했던 기억이 있다. 2002년 11월 로렌대학교(메스 캠퍼스)의 심리치료 특별 세미나의 일환으로 나는 EMDR 치료법(안구운동 등으로 뇌기능을 조절하고 심리를 치료하는 기법_편집자)을 소개하는 강연을 제안했다. 그 대학교는 물론이고 단언컨대 프랑스에 있는 어느 대학교에서도 EMDR 치료법에 대한 강연이 열린 적은 없었다. 미디어나 다비드 세르방-슈레베르David Servan-Schreiber의 책《치유》*를 통해 EMDR 치료법을 알게 된 이를 제외하고는 국내 대학교수들이며 의사들도 이 치료법에 대해 들어본 이는 극히 소수에 불과했다. 사실 일반 대중 사이에서는 EMDR 치료법이 서서히 알려지기 시작했지만 학술계에서는 전혀 그렇지 못했다. 더 최악인 건, EMDR 치료법은 세르방-슈레베르처럼 학계에서 비방을 받아 신뢰를 잃은 채 오랫동안 거부되어 왔었다는 사실이다. 반면 환자와 치료사들 사이에서는 세르방-슈레베르가 제안하는 접근 방식과 개방성이 실용적이고 효율적이며 심리적 고

- D. Servan-Schreiber (2005),《치유, 약과 정신분석가 없이 스트레스와 불안, 우울 극복하기》, Robert Laffont (reed. Pocket, 2011)

통(특히 원인이 트라우마인 경우는 더더욱)을 돌보기에 적절하다는 시각이 빠르게 자리를 잡아가고 있었다. 그러나 EMDR 치료법을 얘기하는 사람들은 여전히 약장수 취급을 받았다! 사람들의 반응은 이랬다. "이런 걸로 사람을 치료한다고?" 이러한 사회 분위기에서 강연이 열렸다. 100명 남짓 되는 대학생들이 약간의 놀라움과 호기심을 품은 채 참석했고, 비판적이지만 실용성을 중시하는 치료사들도 몇몇 자리했다. EMDR 치료법에 대한 신빙성과 관심에 냉소적이고 편협한 시각을 가진 교수들도 있었다.

하지만 그 이후로 많은 변화가 생겼다. 오늘날 WHO를 비롯한 국제 보건 기관들은 심적 트라우마 부문에서 EMDR 치료법을 고급 치료법으로 권장하고 있다. 그리고 로렌대학교(메스 캠퍼스)는 EMDR 치료법 분야에서 선도적 기관이 되었다. 이 같은 현실이 있기까지 세르방-슈레베르의 업적이 컸다. 그는 EMDR 치료법 교육이 대학교에서 하루 빨리 이루어져야 하고, EMDR 치료법이야말로 신뢰성과 영속성을 갖춘 심리치료라고 생각했다. 그의 직감은 뛰어났고, 여러 분야에서 그는 항상 앞서나갔다.

심리치료에 대한 오해

정신과 의사 어빙 슈나이더Irving Schneider는 영화 속 심리치료사의 이미지에 대해 논문을 썼는데, 1977년에 논문이 나온 후로 이 내용이 미디어에서 수차례 언급되었다. 그는 영화 속 심리치료사들을 세 가지 유형으로 구분했다.

먼저, 환자들만큼이나 혼란스럽고 제정신이 아닌 엉뚱한 심리치료사 유형이 있다. 영화 〈르 리옹Le Lion〉에서 배우 필립 카트린느Philippe Katerine가 연기한 심리치료사는 그의 환자(다니 분Dany Boon이 연기)만큼이나 '정신 나간' 인물로, 이 유형의 심리치료사를 완벽하게 묘사했다.

다음으로, 인간의 본성을 꿰뚫어보는 능력을 악용하는 사악하고 위험한 심리치료사 유형도 있다. 대표적인 인물로는 단연코 정신과 의사이자 사악한 정신병자로 명성이 높은 한니발 렉터(앤서니 홉킨스가 연기)를 꼽을 수 있다.

마지막으로, 예리하고 명석하고 따뜻하며 늘 겸손과 창의성을 바탕으로 환자의 이야기를 기꺼이 들어주는 심리치료사 유형이 있다. 영화 〈굿 윌 헌팅〉에 등장하는 심리학 교수 숀 맥과이어(故 로빈 윌리엄스가 연기)가 대표적이다.

따뜻한 사람이거나, 환자를 치료하기엔 무능하고 형편없는 사람이거나, 심지어 조종자나 위험한 정신병자이거나, 영화에 등장하는 심리치료사들은 모두 웃음을 유발하거나 두려움을 안겨준다. 수년 전부터 영화에서 보이는 심리치료사의 모습은 그들의 사회적 이미지에 영향을 주었고, 어떤 환자들은 그 이미지를 바탕으로 상담 여부를 결정한다. '이미 내 고민을 많은 사람한테 얘기했는데도 바뀌는 게 없다면 뭐 하러 심리치료사를 찾아가 내 얘기를 해야 할까?', '말 안 하고 입을 꾹 닫고 있는 사람, 아니면 내 질문에 대답 안 하는 사람은 질색이야. 상담하러 가면 심리치료사들이 그렇거든.', '그 사람들도 나만큼 제정신이 아니야.', '그냥 말하는 것만으로 어떻게 치료를 할 수 있다는 건지 이해할 수 없어.', '이미 벌어진 일은 그들도 어떻게 할 수 없어.' 이런 반응들은 환자들이 상담실을 방문하기를 독려하는 데 도움이 되지 않는다.

프랑스 공중보건청Santé Publique France이 2017년에 발표한 수치를 보자. 18~75세를 대상으로 실시된 조사에서 연간 우울증 유병률은 9.8%로 추정되었고, 여성의 우울증 유병률(13.0%)이 남성(6.4%)보다 2배 높은 것으로 나타났다. 남성의 경우 우울증 유병률은 18~34세, 여성의 경우 35~44세에 가장 높은 것으로 나왔다. 이들이 모두 심리치료사를 찾는 건 아니다. 이유가 뭘까? 심리치료의 효능에 대한 무지에서 원인을 찾을 수 있다. 현 치료 시스템에서는 통상적으로 의사가 처방전을 써서 치료하는 게 간편할 뿐만 아니라 환자 입장에서도 더 경제적이다. 프랑스 의료보험 입장에서도 의약품을 통해 치료에 대한 환급을 하는 게 빠르고 저렴할 수 있는 데다 수익성도 더 높다. 물레나무속이나 오메가-3지방산, 진정 약초들, 이완치료, 심리치료를 처방할 경우에는 비용이 많이 들고 게다가 환급이 거의 이뤄지지 않아 부담이 크다. 구매력이 확보되지 않은 환자에게 대체의학은 재정적 희생을 요구한다. 흔히 '건강은 값을 매길 수 없다.'라고 한다. 당연히 맞는 말이다. 단 계산대를 지나야 할 때는 제외하고 말이다.

한편 심리치료사들은 정신과 의사들과 협력적인 관계를 형성하기를 꺼려해서 서로의 존재를 알리고, 자신들의 직업에 대해 이야기하고, 환자에 대한 의견을 공유하는 경우가 극히 드물다. 협업하는 분위기에서 일해야 마땅한 이들 사이에 거리감이 있는 경우가 많은 것이다. 일각에서는 의사들의 우세를 염려하는가 하면, 심리치료에 희화적인 시각을 갖고 있는 이들도 있다. 의학 교육과정에서는 여전히 심리치료를 고려하지 않고 있다. 하지만 분명 상호간에 기여할 수 있다고 생각한다. 그렇게 되면 이 갈등으로 무엇보다도 큰 손해를 입고 있는 환자들이 혜택을 볼 수 있을 것이다.

사람들은 심리치료에 대해 심리치료가 제공하는 수많은 효과와는 너무 동떨어진 이미지를 갖고 있다. 심리치료는 지난 20년간 끊임없이 발전해온 분야로 치료법도 다양하고 정교해졌다. 내가 학교를 다닐 때만 해도 비난받을까 염려되어 심리치료로 치유가 가능하다는 말은 감히 하지도 못했다. 사람들은 '심리치료사들은 방법에는 책임을 져야 하지만 결과를 책임질 의무는 없다.'고 말하곤 했다. 그 말을 듣고 크게 충격을 받았던 기억이 난다. 그런데 당시에는 구어적 방법이 유일한 심리치료 방법이었던 것도 사실이다. 환자가 자신을 설명하고 심정을 토로하도록 공간을 내어주는 것이 전부였다. 기껏해야 정신적 돌봄, 도움을 언급할 수 있었을 뿐 치유라는 단어를 감히 꺼내지 못했다. 심리치료사에 대해서는 일종의 친절하고 공감능력이 높으며 환자의 고통에 귀 기울 줄 아는 사람 정도로 여겨졌으며, 심리치료에 대해서는 복잡한 문제를 다루기에는 다소 불만족스럽고 특히 비효율적이지만 환자의 말을 듣고 이해하고 공감하는 것으로 충분하다고 여겨졌다. 상담을 받은 후 기분이 좋아진다면 이미 그것으로 충분하지 않느냐고, 환자의 이런 반응에 만족해도 되지 않느냐고 사람들은 내게 말했다.

아득한 옛날부터

심리치료는 단연코 가장 원시적인 의학 방법 중의 하나일 것이다. 원시사회에서 심리치료사는 치유사나 주술사, 점쟁이, 마법사,

무당으로 불렸다. 이들은 모두 자신을 찾아온 사람들의 고통이나 정신적 부담을 덜어주고 조언을 해준다는 공통점이 있었다. 가끔은 환자들의 증상과 문제에서 의미를 해석해 보통 사람은 알아내지 못하는 사실을 해석했다. 별자리를 읽기도 하고, 신과 영혼에게 말을 걸 수도 있었다. 그들은 '중재자'로서 고통을 겪는 인간과 천체의 실체를 이어주는 역할을 했다. 보통 사람들은 보지 못하는 것을 보고 일반 대중이 이해하지 못하는 것을 이해할 수 있는 그들의 능력은 특별한 것으로 인정받았다. 그들은 그들이 속한 사회에서 그 능력과 지식, 재주를 가진 유일한 사람들이었다.

지금도 마찬가지로 심리치료사의 업무는 환자를 상담실로 이끈 문제의 근본적인 원인을 이해하기 위해 균형 있는 시각으로 사건을 바라보면서 무슨 일이 일어났는지를 파악하는 것이다. 심리치료사는 분석력과 경청하는 능력을 이용해 고통이 발현한 원인이나 환자가 맞닥뜨린 정신적 장애물을 알아채고, 그간의 경험과 지식으로 환자가 겪은 사건들을 서로 연결해 숨어 있는 의미를 찾아낸다. 환자들은 대부분 '특정한 문제에 정신을 집중하고' 있기 때문에 자신을 둘러싼 사람들과 마찬가지로 문제의 원인을 설명하기 어려운 경우가 많다. 일부 환자들은 자신에게 닥친 문제가 납득이 안 된다고 말하기도 한다. 자신은 행복할 수 있는 모든 조건을 갖추었는데 왜 이런 문제에 맞닥뜨린 건지 이해할 수 없다고 느낀다. 분노, 우울, 불안, 공포, 다양한 장애, 이 모든 것이 '하늘에서 뚝 떨어진' 것처럼 보이지만 절대 아니다. 초보 심리치료사조차도 이 사실을 잘 알고 있다.

개인적으로 나는 늘 넓은 의미에서의 심리치료에 관심이 많았다. 심리치료의 범위를 학문적인 실행법(CBT, 최면, 마음챙김, 정신분석, 전신치료, EMDR…)에 한정하기는 어려우며, 특정 치료법이 다른 치료법보다 더 우세하다고 생각하는 것은 오만한 행동이다. 물론 연구 결과를 바탕으로 몇 가지 치료법의 효과를 정확하게 입증해 다른 치료법보다 더 뛰어나다고 입증할 수도 있다. 모든 치료법을 동등하게 다룬다는 전제하에서 말이다.

하지만 일반 대중의 눈에는 정신과 의사든 심리치료사든 마라브marabout(종교적 치유사), 접골사, 번 힐러burn healer처럼 사람을 치료하는 재주를 가진 사람들은 다 비슷해 보인다. 심리치료사와의 상담은 결국 많은 가능성 중 하나의 선택지에 불과하며, 사람들은 깊이 생각하지 않고 기분이 나아지는 데 도움이 된다니 그저 하나를 고른 것뿐이다. 과학 이론이며 의사나 심리치료사의 소견 같은 건 필요 없다. 알코올의존증이 있는 가족에게 도움이 될까 해서 동네 '치유사'의 연락처를 묻는 이유도 여기에 있다. 치료 면에서 보면 사람들은 대부분 자신에게 어느 치료법이 맞는지 판단할 수 있는, 어느 정도 실용적인 지식을 발달시켜왔다. 사람들은 이런저런 치료법에 대한 타인의 판단에는 무신경하다. 자신에게 도움이 된다고 판단하면 그 치료법을 그냥 선택한다.

그래서 많은 사람이 치유사나 퇴마사, 또는 점쟁이를 찾아가 도움을 받는다. 사람들이 왜, 어떤 상황에서 그들에게 도움을 청하는지 이해할 필요가 있다. 보건 당국에 대한 불신은 어떻게 생겨난 걸까? 치료의 본질은 무엇이며, 보편적이고 승인된 방법들과는 무엇이 다른 걸까? 나는 보건 기관들로부터 인정받지 않은 치료사들의 재능과 감탄할 만한 치료법에 종종 놀라곤 한다. 한때 나는 이런 마법사와 점쟁이, 다른 치유사들을 만나러 찾아다녔다. 그들의 치유법을 이해하고 배우고 싶었고 어떻게 진행되는지 보고 싶었다. 그리고 몇몇 치유사들을 초대해 그들의 방식을 학생들에게 발표해달라고도 했다. 참고로, 학생들의 낮은 수용성이 종종 실망스러웠다.

한번은 재능이 뛰어나다고 소개받아, 스위스에 있는 치료사(무당이었다)를 찾아간 적이 있다. 그 치료사의 재능과 재주에 대해서 너무 많이 들었던 터라 만나지 않을 수 없었다. 제네바 지역을 지나며 그 치료사와 상담을 예약했다. 나를 친절하게 맞이해준 치료사는 앞에 앉아서 나를 쳐다보더니 이렇게 말했다. 나에 대해서는 아무것도, 내가 무슨 일을 하는지도 모른 채 말이다. "참 재미있네요. 선생님 주변에는 죽은 사람들이 많아요. 그 사람들이 훤

색 목재 계단에 앉아 있는 게 보이네요." 사실 그때 가까운 사람을 잃은 지 얼마 안 되었던 터라 그 말을 듣고는 정말 놀랐다. 어떠한 감정도 내보이지 않았다고 확신한 나는 이 치료사가 정말 용하다고 생각할 수밖에 없었다. 치료사는 "아주 많은 고인이 있는데 모두 흰색으로 칠해진 나선형 목재 계단에 앉아 있어요. 계단에 비좁게 앉아 뭔가를 기다리는 것처럼 보여요. 나쁜 사람들은 아니지만, 거긴 그들의 자리가 아니에요…"라며 말을 이어갔다. "아마 선생님은 사람들이 선생님 댁에 시신을 남겨두도록 하는 일을 하는 것으로 보이네요."라고 말했다. 솔직히 말해 그 말을 듣고는 뒤로 넘어갈 뻔했다. 진료실은 내 집과 인접해 있고, 심리치료 상담을 오는 환자들 중에는 배우자나 자녀, 부모를 잃고 오는 사람들이 아주 많다. 그리고 그들을 치료하는 과정은 늘 환자들에게도 나한테도 감정적으로 아주 고통스럽다.

애도의 무게

우리는 생존하기 위해 타인과 관계를 형성하도록 생물학적으로 프로그래밍되어 있다는 사실을 절대 잊지 말자. 우리는 진화를 거치며 인간은 혼자 살아남을 수 없다는 것을 배웠다. 우리는 살기 위해서 타인을 필요로 하는, 즉 사회적 존재이다. 그래서 태어날 때부터 우리를 둘러싼 이들에게 애착을 갖는다.

매일 우리는 이 관계들을 '엮는다'. 예를 들어, 배우자를 사랑하기도 하고 또 배우자와 헤어지기도 한다. 아이들이 '독립을 하기 위해' 부모 곁을 떠나는 순간을 받아들이고, 너무나 가깝다고 느꼈던 친구들이 조금씩 멀어지는 현실을 인정해야 하는 순간이 온다. 그게 인생이다. 우리가 엮인 관계들의 본질은 계속 진화한다. 그래서 우리는 '마음을 깁는 사람들'로서 인생의 우여곡절에 맞게 지속적으로 인생을 검토하고 수정한다. 타인과의 관계에 대한 이 지속적인 정신적 적응이야말로 우리가 맺는 애착 관계의 활력을 관장한다.

반대로, 가까운 사람의 죽음은 그 사람을 향한 정신적 에너지의 투입을 중단하는 과정을 요구한다. 우리 곁을 막 떠나간 그 사람과 때로는 평생을 들여 엮은 관계를 영원히 '푸는' 작업을 해야 한다. 이 '푸는' 행위는 생존의 문제이다. 어떤 사람들은 죽음을 '하늘로 올라간다'(안 될 이유는 없다)고 표현한다. 이 표현은 우리가 고인을 잊지 않고 연결된 채 살아간다면 우리의 삶이 위험해지고 고인과 함께 하늘로 사라질 수 있음을 의미한다. 우리는 죽은 이들과 함께 살아갈 수 없다. 우리가 있을 곳은 살아 있는 사람들 곁이다.

물론 그 과정이 너무나 괴롭지만 '애도'가 우리를 삶으로 인도하는 이유가 여기에 있다. 고인과의 분리는 망각도 포기도 아니다. 그것과는 오히려 거리가 멀다. 특히 떠나간 사람이 우리 자신의 일부였다면 그 과정은 정말 쉽지 않다. 그럼에도, 정말 신기하게도 고인은 우리가 고통에서 헤어날 수 있도록 도와주는데, 살면서 의지할 수 있는 대상이 되어준다는 것이다. 가까운 사람이나 부모가 비록 이 세상에 존재하지 않더라도 이들은 회복탄력성 튜터, 지렛대, 모범, 더 나아가 애도 과정에서 우리를 이끌어주고 우리가 무너지지 않도록 도와주는 안내자가 될 수 있다. 평생 함께 유지해왔던 관계는 우리에게 표지 역할을 해서 어떤 길을 가야 할지를 판단하도록 돕는다. 계속 싸워야 하는가? 아니면 포기하고 고통과 비애에 무릎을 꿇어야 하는가? 고인과 함께 나누는 이야기는 영원히 우리의 것이다. 고인은 어떤 도덕적, 심리적, 정신적인 유산을 남겼는가? 고인은 내게 어떤 가치를 남기고 떠났는가? 고인의 삶, 그리고 고인과 나의 관계에서 나는 무엇을 이해했는가? 자신의 죽음을 대하는 고인의 태도, 삶을 위한 고인의 투쟁, 고인의 존엄성, 고인의 용기, 고인의 고통은 우리가 삶과 투쟁하도록, 우리가 떠나보낸 고인과 같은 위치에 서게 하는 단단한 초석을 이룬다. 우리를 사랑했고 또 우리가 사랑했던 그들을 기억하면서 말이다. 새로운 삶을 살기 위한 힘을 끌어낼 뿐만 아니라 삶과 투쟁할 이유를 발견하는 곳은 역설적이게도 죽음 자체다.

죽음 이후의 세계는 존재할까? 개인적으로 나는 환자들과 이 질문을 두고 얘기하는 걸 즐긴다. 죽음 이후엔 아무것도 없다고 해도 뭐 어쩔 수 없다. 그런데 만약 우리 곁을 떠난 고인들이 우리를 지켜보는 세계가 존재한다고 믿는다면 나는 환자들에게 질문한다. 환자들이 고인에 대해 알고 있는 것들(고인의 인생, 고인의 업적, 고인이 그들에게 해준 것들…)을 고려해볼 때 지금 고인이 그들에게 무엇을 바라는지 말이다. 막 세상과 이별한 아빠나 엄마, 할아버지, 할머니, 아들, 딸 등 그들과 많은 것을 함께 나눴던 고인은 과연 어떤 모습을 보고 싶어 할까? 그들에게 지금 당장 무엇을 바랄까? 그리고 미래에는 그들의 모습이 어떻게 달라져 있길 바랄까? 무너지길 바랄까, 아니면 자신의 인생을 계속 살아가길 바랄까? 그들의 곁을 떠난 고인이 원하는 건, 바로 그들이 순간순간을 열심히 살고 그들이 물려받은 생명력과 사랑을 이번엔 다음 세대에게 물려주는 것이 아닐까?

'애도한다'는 건 과연 무슨 뜻일까? 우리는 평생을 고인의 부재와 싸워야 한다. 그러다 결국 자신을 변화시키고 삶의 새로운 의미를 찾는 데 이른다. 그렇게 고인을 적당한 자리에 둘 수 있을 것이다. 회피하지 않기 위해 너무 멀리 두지도, 고인의 길을 따라갈 위험이 있으니 너무 가까이 두지도 않아야 한다. 사람들은 애도로 자신이 정말 많이 바뀌었다고 말한다. 아마 맞는 말일 것이다. 사랑하는 사람을 애도하는 자리는 고인과 함께했던 우리 자신을 애도하는 자리이기도 하기 때문이다. 우리는 사랑하는 사람이 늘 우리 곁에 있었기에 간혹 생각지도 못한 자신의 일부를 발견할 수 있었다는 사실을 깨닫게 된다. 그들은 다른 사람들이 보지 못하는 우리의 특별한 개성을 정확하게 발견한다. 그러니 이 '중요한 존재'가 우리를 떠날 때는 우리의 일부를 갖고 사라지는 셈이다. 고인이 떠나는 것도 슬프지만, 바로 이런 이유도 우리를 슬프게 한다.

내가 종종 환자들에게 마음을 내려놓고 고인을 내 곁에 남겨두라고 제안하는 이유가 그래서다. 그렇게 환자들과 고인이 작별 인사를 하는 상상은 감동적이면서 동시에 아주 효과적인 방법인데, EMDR 치료법으로 이 과정을 실행하면 더욱 그렇다. 이런 배경에서 나는 몇 년 전부터 고인들과 가까이하게 된 것이다. 그 스위스 치료사가 정확하게 알아챈 것처럼 말이다.

여담이지만, 아내와 아이들은 몇 번이고 진료실 바로 옆에 위치한 우리 집 흰색 목재 계단에서 넘어졌다. 스위스에 있는 그 치료사는 방마다 초를 두고 종교적 성격을 띠지 않는 기도를 해서 영혼들이 그곳을 완전히 떠나가게 할 것을 제안했다. 나는 본래 이성적이고 과학적인 입장에 충실하게 살아왔지만 집으로 돌아오자마자 그 치료사의 제안을 실행에 옮겼다. 심지어 몇 번이고 반복해서 기도했다. 그게 효과를 발휘한 건지 우연인지는 모르겠지만, 그 이후로 누구도 계단에서 넘어지는 일은 없었다. 그리고 나는 이따금씩 초를 들고 집 안 곳곳을 다니며 반복해서 기도한다. 사람 일은 모르는 거다.

보완적 심리치료

감정자유기법Emotional Freedom Techniques, EFT이나 마이크로키네시테라피microkinesitherapie, 키네시올로지kinesiology와 같은 방법을 사용하는 치료사도 있다. 내 환자들 중 이 치료법으로 효과를 본 몇몇을 보면 가끔 놀란다. 물론 환자들은 이 치료법들의 주요 원리를 잘 이해하지 못한다. 그런데 솔직히 말해 대부분의 심리치료 방법들도 마찬가지 아닐까. 치료법에 대해서는 정확하게 모르지만 긍정적인 효과가 나오니까 계속 활용하는 것이다. 문제될 건 없다.

감정자유기법(EFT): EFT는 감정적이고 심리적인 고통을 경감하는 것이 목적이다. 치료법은 간단한데, 한의학 이론인 경락의 경혈을 자극하는 방법으로 구성되어 있어 '경락법'으로 불리기도 한다. 이 치료법은 혼자서 할 수도 있고, 증상이 심각하면 치료사의 도움을 받을 수도 있다.

마이크로키네시테라피: 전문 교육을 받은 물리치료사가 손을 이용해서 실행하는 방법으로, 트라우마성 사건 탓에 환자에게서 발견되는 신체적 증상과 기능장애를 일으키는 (신체적 또는 심리적) 흔적을 감지한다. 문제를 찾아내기 위해 치료사는 자신의 손으로 '촉진'한다. 이 치료법은 환자가 트라우마적 '흔적'으로부터 해방될 수 있게 신체의 회복 메커니즘을 작동시킨다. 치료사는 몸의 움직임을 이용해 후유증을 바로잡고, 기능장애와 트라우마 간의 관계를 신체에 적용한다.

키네시올로지: 신체의 기관이 약해지거나 아프면 근육의 긴장도에 반드시 영향을 주기 마련이다. 특정 근력의 약화를 식별하고 이를 개선하는 것은 신체적 또는 정신적 균형을 회복하는 데 도움을 줄 수 있다. 키네시올로지는 특히 신경 근육의 기능과 구조적이고 화학적·감정적인 생리적 조절 장치에 관심을 갖는다.

의학사에서 우연히 중대한 발견을 하는 경우는 허다하다. 페니실린을 발견한 알렉산더 플레밍의 예가 대표적이다. 1928년 그는 포도상구균이 담겨 있던 샬레를 둔 채 2주간 휴가를 떠났다. 페니실린 탄생의 시작이었다. 휴가를 지내고 돌아온 그는 곰팡이가 포도상구균을 전멸시키면서 증식을 막은 현상을 관찰했다. 이렇게 항생제를 발견한 것이다! 이후 페니실린은 특히 제1차 세계대전 기간 동안 수많은 생명을 구했다. 그런데 페니실린이 본격적으로 활용되기 시작한 건 초기 연구가 시행되고 한참이 지나서였다.

심리치료 역시 지금은 그 적절성과 효과를 인정하지 않는 분위기다. 하지만 이렇게 다양한 접근 방법으로 어떻게 유사한 장애를 다루고 해결하는지 그 원리를 규명하는 팀이 있다면 노벨상 수상은 따놓은 당상일 것이다. 이 시점에서 보조 치료법과 대체 치료법을 구분하는 것이 바람직하다. '보조' 치료법은 전통적이거나 의학적·치료학적 접근 방법에 더해 추가로 사용되는 치료법이고, '대체' 치료법은 전통적인 치료법에 반하는 개념이다. 바로 이런 두 접근 방식의 명확한 차이 때문에 환자의 치료 결과도 아주 다를 수 있다. 내 개인적 의견으로는 고전적이고 정통적인 치료는 보존하되 보조적인 방법을 취하는 것이 바람직하다고 본다.

전통적인 치료를 추구하는 의사나 정신분석학자는 환자가 자신의 병을 치료하기 위해 대체 치료법을 선택한 사실을 알면 당황할 것이다. 하지만 전통적 치료법이든 아니든 각각의 방식은 환자의 사정이나 건강, 질병의 극히 일부만을 다룰 뿐이다. 사람은 무척 다양하고 복잡하다. 의식과 무의식, 겉으로 드러나는 표상과 내적 감정, 신체와 정신, 사고와 행동, 과거와 현재, 그리고 미래까지 동시에 여러 모습을 지니고 있다. 어떤 접근 방식을 더 선호할 수는 있지만, 이처럼 다양한 면을 다루기 위해서는 통합적인 접근이 필요하다. 방식은 다양해도 그 순간 우리가 관심 있게 보는 환자는 한 사람이다.

모든 심리학은 문화적인 영향을 받는다. 심리사회적, 공동체적 성격이 다분하다. 사회적·가족적 맥락을 고려하지 않고 개별적으로만 다룬다면 인간은 파악하기 어려운 존재일 것이다. 물론 이같은 접근은 중요하지 않으며 기존의 서구 모델로 충분하다고 생각할 수도 있지만 말이다.

나는 이처럼 여러 방식을 포괄하는 개념을 바탕으로 최근 모로코 출신 환자를 진료한 적이 있다. 룩셈부르크 은행에서 고위간부급으로 일하는 환자는 슬하에 세 명의 자녀를 둔 기혼자였다. 이 환자는 몇 달째 공황발작 때문에 가정과 직장생활에 어려움을 겪었다. 치료를 시도했으나 별 차도를 보이지 않자 환자는 조언을 구하기 위해 한 이맘('지도자', '모범이 되는 자'를 뜻하는 아랍어로, 보통 이슬람 공동체의 지도자를 일컫는다_편집자)을 만나러 갔다. 참고로 환자는 독실한 이슬람교도는 아니었다. 이맘에 따르면, 진djinn이 문제였다. 코란에서 진은 이슬람 정령으로, 주로 '천재'로 번역된다. 이슬람에서 진은 천사들처럼 신에 의해 만들어졌지만 자유의지를 가진 정령이라서 선과 악을 선택할 수 있다고 한다. 이맘의 말에 따르면, 진이 환자가 겪은 공황발작의 원인이었다. 서로의 신앙을 존중하는 나는 이맘에게 연락해 '우리' 환자가 위기에서 빠져나올 수 있도록 함께 일해보자는 의견을 전했다. 내가 환자에게 제안한 치료법과 코란의 가르침 사이에서 우리는 불안장애의 끝에 도착할 수 있었다. 나는 그저 내 방식에 문화적 측면을 더했을 뿐이었다. 내가 제안한 치료법과 이맘이 제안한 치료법 중 누구 것이 더 효과적이었는지는 알 수 없지만, 틀림없이 완전히 다른 둘의 접근 방식이 조화를 이룬 결과였다. 환자의 회복을 도우려는 우리 두 사람의 관심도 역할을 했을 것이다.

심리치료가 우리를 구할 수 있다면

심리치료를 하는 이유는 환자들의 아픔과 고통을 치유하기 위해서다. 환자를 치유하면서 좀 더 나은 세상을 만드는 데 기여하려는 것이다. 나는 고통과 아픔, 슬픔, 두려움이 폭력과 타인에 대한 거부를 만든다고 믿는다. 다른 사람을 사랑할 수도, 자신을 사랑할 수도 없는 이유는 대개 사랑받지 못했거나 버려졌거나 학대와 폭행을 당한 경험 때문이다.

가까운 사람이나 자신의 아이들을 폭행하는 이들 중 많은 이가 아동학대 피해자였다. 그렇다고 해서 그 악행이 용서받을 수 있는 건 절대 아니다. 오히려 그들에게 책임을 지워야 한다. 그들은 아이들의 상처와 고통을 치료해야 할 입장에 있으며, 그렇게 하지 않으면 아동학대는 세대를 이어 계승될 것이다. 심리치료는 불가피하게 재현되는 폭력이나 무관심에 기반한 트라우마가 반복되는 이 악순환의 고리를 끊어내는 데 도움을 줄 수 있다.

필요할 때 심리치료사와의 진료 예약을 장려하는 것은 심리치료를 보다 나은 삶을 살 수 있는 기회로 보기 때문이다. 숭고한 의미에서는 정치를 하는 것과 마찬가지라고 할 수 있는데, 개인과 커플, 가정, 조직, 사회 전체가 잘 기능할 수 있도록 구체적인 방법을 제시하기 때문이다. 우리 시민들이 좀 더 안정되고 진정된, 더 나아가 행복한 삶을 위해 자기 본연의 모습을 찾는 과정을 돕고 그들의 운명을 바꾸는 일이다.

내가 아는 한 어떤 다른 방법도 그런 관점으로 인간을 바라보지 않는다. 우리는 지금 절대적으로 인간미가 부족한 시대를 살고 있다. 심리치료는 어느 정도의 공감과, 특히 상대방의 행복을 바라는 마음으로 사람들이 사랑에 아주 가까운 따뜻하고도 긍정적인 감정인 연민을 되찾도록 도와주는 드문 분야이다.

자신에 대한 고찰은 반드시 변화의 과정을 수반하기 마련이다. 근본적으로 심리치료는 이전과는 다르게 변화의 과정을 거치는 탈바꿈 그 자체를 목적으로 해야 한다. 일종의 내면의 평화와 진정, 즉 심리치료가 확실히 가져다줄 수 있는 목적을 찾는 것이 관건이다. 이를 실현하기는 쉽지 않지만 말이다.

취리히대학교의 타니아 싱어Tania Singer 연구팀의 연구는 생각할 거리를 던져준다. 연구원들은 축구 응원단에게 자신과 같은 팀을 응원하는 사람과 상대 팀을 응원하는 사람이 전기 충격을 받는 모습을 보도록 요청했다. 실험 참가자들은 원할 경우 전기 충격을 받는 사람을 대신해 자신이 전기 충격을 받거나 또는 그 사람이 고통스러워하는 모습을 지켜볼 수 있었다. 실험 결과 응원단은 자신과 같은 팀을 응원하는 사람에게 동정심을 느끼고 그들이 받는 전기 충격을 나누고 싶어 했다. 반면, 상대 팀을 응원하는 사람은 그들이 고통스러워하는 모습을 방관했다. 단순한 축구 경기 관람이 당신의 인생을 위험에 빠뜨릴 수도 있다. 물론 축구는 당연히 아무 잘못이 없다.

일상에서 벌어지는 여러 상황에 이 현상을 적용할 수 있다. 교관으로 군 복무를 했을 당시 나는 내기에서 항상 지는 동료 병사들에게 청군과 적군(이들은 며칠 만에 최대의 적이 된다) 이렇게 두 소대*로 나눠 경쟁하면 된다는 걸 알려주곤 했다. 간단하지만 궁극적인 목적은 청군과 적군 각각의 소속감을 강화하는 것으로, 우

---

* 소대는 약 20~30명의 병사들로 무작위로 편성된 그룹을 말한다.

리는 재빠르게 팀원들이 서로를 증오하게 하거나 또 필요하면 싸움에 뛰어들게 만들 수 있었다. 인간의 심리는 가끔 끔찍하다.

인간이란 자신과 비슷한 사람들에겐 호감을 보이고 자신과 다른 사람들에겐 반감을 느끼기 마련이다. 심지어 이 두 현상에 연관된 뇌의 구조도 특별한데, 측좌핵이 잔인함을 담당한다면 대뇌피질의 뇌섬엽이 연민을 담당한다. 그렇기 때문에 한 인간을 나쁘거나 좋다고 단정할 수 없다. 인간은 그저 피해자의 정체성에 따라 연민이나 잔인함을 표현할 뿐이다.

인간은 종의 변천사에서 한때 우리의 포식자들을 먹거나 죽였으며, 공동체로 살아가기 위해 뇌의 프로그램을 계속 바꿨다는 (그렇지 않으면 우리가 서로를 죽여야 했기 때문에) 명백한 사실을 인정해야 한다. 진화의 과정에서 자연의 섭리는 살인할 수 있는 능력보다 같은 편끼리 도울 수 있는 능력을 우선했다.

그렇다면 소속감에 한정되지 않은 이타심, 보편적인 감정은 어떻게 설명할 수 있을까? 답은 문화의 영향이다. 이런 점에서 좋거나 나쁜 건 인간이 아니라, 인간이 집단적으로 생산하고 또 반대로 인간에게 영향을 끼치는 문화적인 메시지이다. 틀림없이 심리치료는 본질이 무엇이 됐던 측좌핵보다는 뇌섬엽이 작동해 연민을 장려하는 문화적 요소에 속한다. 심리치료가 인간을 구하는 데 기여한다고 말하지 않았던가.

좋은 심리치료란

인지행동치료CBT, 마음챙김, 전신치료, EMDR을 제외하면 평가의 대상이 되는 심리치료는 정말 드물다. 이 심리치료들은 모두 근거 이론을 갖고 있으며, 오늘날에는 특히 부정적 사건과 트라우마성 사건의 영향을 치료할 수 있음을 입증하는 연구들이 많이 나와 있다. 업계 전문가들은 평생교육을 실시하는 대학들이나 유명한 기관들에서 교육을 받기도 한다.

심리치료는 알맞게 사용하면 정말 효과적인 치료법이 될 수 있다. 공포증과 범불안장애 치료는 CBT가 효과적이다. 최면은 특히 몇몇 통증장애 치료에 적합하다. EMDR은 몇몇 반응성 장애와 PTSD 치료에 효과적이다.

하지만 이는 예민한 주제이기도 한데, 이 다양한 접근 방식들이 학술 문헌이 강조하는 것 이상의 역량을 갖고 있기 때문이다. 나는 드릴이며 전기톱, 동력 스크루드라이버, 인간 공학적 펜치, 충전 계량 스크루드라이버(이런 건 세상에 존재하지 않는다!) 등 최신형으로 구비된 최상의 공구 상자를 갖고 있다. 그런데 친구들과 아내의 말에 따르면, 내 솜씨는 보잘것없다. 내가 벽에 건 액자며 그림들을 보면 반듯한 것이 하나도 없기 때문이다. 내가 유명한 오브제의 무게를 견딜 만한 구멍을 벽에 뚫으려면 그뤼예르 치즈

몇 통은 갈아본 후에야 가능하니 말이다. 게다가 작업을 하려고만 하면 되는 게 아무것도 없다는 느낌을 자주 받는다. 정말 아무것도 되는 게 없다는 느낌 말이다. 내가 최고의 공구 상자를 가진 최악의 기술자라는 건 명백한 사실이다. 도구만 놓고 보면 나보다 한참 빈약한 내 이웃은 스위스칼과 펜치, 드라이버만으로도 놀라운 일을 해낸다. 아티스트라 해도 손색이 없다! 그는 내가 가지지 못한 솜씨로 고품질의 결과를 만들어낸다.

심리치료도 마찬가지이다. 최고의 도구만 가졌다고 전부가 아니다. 그 도구들을 유용하게 사용할 줄 알아야 한다. 좋은 심리치료사는 진료를 받으러 온 환자의 복잡한 상황에 맞게 자신의 방법을 창의적이고 조화롭게 조절할 줄 알아야 한다. 큰 효과를 낼 수 있다고 알려진 규칙이 있다고 해도 그 규칙을 그저 적용하기 위해서만 그 자리에 있는 것이 아니다. 심리치료사란 환자의 상황에 맞게 그 규칙을 변형시킬 줄 알아야 하며, 더 나아가 과학이 아직 연구하지 않은 영역을 창조할 수 있어야 한다. 심리치료사에게 환자는 환자의 고유한 특징에 맞는 방법을 찾아야 하는 모험의 대상이다. 이것이야말로 심리치료의 매력이 아닐까 싶다. 심리치료는 그저 치료사와 환자를 잇는 역할만 하는 것이 아니다. 그러니 심리치료사는 지혜와 창의성을 발휘해 환자에게 꼭 맞는 심리치료를 찾아나서야 할 것이다.

나가는 글

언제나 끝은 있는 법

이 페이지를 읽고 있다면 그래도 이 책이 흥미로웠다는 말일 겁니다. 아시겠지만 저는 이 책에 저를 포함해 사랑과 우정, 애정을 많이 담았습니다. 지식과 유머도 한 움큼 넣었지요. 평소 요리를 좋아하는 저는 당신에 대한 사랑을 재료로 이 케이크를 만들었습니다. 당신이 좋아했으면 좋겠네요. 마음껏 드시길 바랍니다! 친구나 부모님과 함께해도 좋습니다.

   인간의 심리가 어떻게 작동되는지, 또 어떻게 작동이 되지 않는지를 조금이나마 이해할 수 있는 기회가 되었기를 바랍니다. 유아기와 청소년기에 겪은 부정적 사건들이 성인이 되어 신체적·심리적 건강 상태에 어떤 영향을 끼치는지도 말입니다.

   이 책을 읽어서 아시겠지만, 당신의 관심과 흥미를 끌기 위해 저는 다양한 방법을 동원했습니다. 저의 가족, 특히 콘솔리나 할머니(중요하죠!)와 루치아 '이모'를 소환했습니다. 과학과 철학 분야에서 제 첫사랑인 찰스 다윈과 지그문트 프로이트, 장 폴 사르트르, 그리고 해리 포터와 J.K. 롤링, 다니 분, 알프레드 히치콕, 카다시안 패밀리, 키스, 크리스토프 마에, 토마스 매그넘, 나나 무스쿠리, 존 람보, 토니 소프라노 얘기도 꺼냈습니다. 적어도 제가 생각하기에 최초 심리치료사인 예수까지 등장했죠! 오직 당신만을 위한 '드림 팀'입니다. 제 분야에 당신이 관심을 가질 수 있도록 노력했다는 걸 알 수 있을 거예요. 저는 셀린 디온과 라우라 파우지니의 엄청난 팬이지만, 이 책에는 넣지 못했습니다. 아마 두 사람 모두 이를 유감스럽게 생각할 겁니다.

제가 하는 일은 엄밀히 말하자면 모두와 관련한 일입니다. 자기 성찰적이고 학문적인 심리 산책으로 당신이 즐거운 시간을 보내고, 세상에 눈뜨고, 웃기도, 심지어 울기도 했기를 바랍니다. 어린 시절에 우리가 어떤 대우를 받았는지와 우리가 우리 아이들을 어떻게 바라보는지는 인생에서 가장 중요한 부분입니다. 주의를 기울이지 않으면 끝까지 우리를 따라다녀 우리 본연의 모습을 가릴 수 있습니다. 마지막으로, 책을 다 읽은 후에는 조금은 변한 당신이 "정말 흥미롭군!"이라고 말하며 책을 덮기를 희망합니다.

감사의 글

이 책이 완성되기까지 교정과 교열, 비평을 하며 저와 함께해주신 많은 분께 감사의 말을 드리고 싶습니다. 그분들의 노력 덕분에 더 정확하고 더 자세하며 더 바른, 한마디로 더 나은 책을 만들 수 있었습니다.

집필 과정 내내 비판적이고 건설적이며 즐거운 마음으로 원고를 읽어준 아내, 임상심리학자 파스칼 타르키니오Pascale Tarquinio에게 고마운 마음을 전합니다.

한 페이지 한 페이지를 '아주 꼼꼼하게' 읽어준 임상심리학자 델핀 코르디에 트라귀스Delphine Cordier Tragus의 신뢰와 우정에 고마운 마음을 전하고 싶습니다!

늘 온정과 사랑으로 가득한 도움을 준 임상심리학자이자 박사 과정에 있는 카미유 타르키니오Camille Tarquinio에게 고마운 마음을 전합니다.

최종 교정본을 읽어준 임상심리학자 파니 바상Fanny Bassan의 우정에 고맙다는 말을 하고 싶습니다.

초고 수정에 애를 써준 카롤린 게랭Caroline Guérin에게 감사한 마음을 전합니다.

매 순간 제 마음속에 있는 제 아이들 샤를로트Charlotte와 카미유Camille, 클레망Clément!

메달이 없어도 저의 영원한 영웅인 우리 콘솔리나 할머니!

이 책에서 자신을 알아본 모든 이들!

이 책에서 언급은 되지 않았지만 자신을 알아본 이들!

모두에게 감사의 말을 전합니다.

프랑스에서 심리치료 분야의 변화라는 이 엉뚱한 꿈을 실현하기 위해 매일 열심히 일하시는 메스의 로렌대학교 피에르 자네 센터https://centrepierrejanet.univ-lorraine.fr의 모든 직원에게도 감사하다는 말을 드리고 싶습니다!

저의 고향 오메스(57) 지역의 주민 분들과 저의 오랜 친구들에게 감사의 말을 전합니다!

그리고 2021년 10월 30일 이 책의 마지막 탈고를 한 자연과 스포츠, 평화, 식도락의 도시인 리크위르Riquewhir(리키아 페레Rikia Ferrer 아트갤러리)에도 고마움을 전합니다.

참고문헌

É. Badinter, 《더 많은 사랑. 모성애, 17~20세기 L'Amour en plus. Histoire de l'amour maternel, XVIIe-XXe siècle》, Flammarion, 1980 (reed. 2010)

B. Bettelheim, 《생존 Survivre》, Robert Laffont, 1979

S. Blaffer Hrdy, 《모성 본능 Les instincts maternels》, F. Bouillot 옮김, Payot, 2002

J. Boswell, 《낯선 이들의 관심, 고대에서 르네상스까지의 버림받은 아이들 Au bon coeur des inconnus. Les enfants abandonnés de l'Antiquité à la Renaissance》, P.-E. Dauzat 옮김, Gallimard, 1993

B. Cyrulnik, 《미운 오리 새끼들 Les Vilains petits canards》, Odile Jacob, 2001

B. Cyrulnik, 《밤에 나는 태양에 관한 글을 쓰리라 La nuit j'écrirai des soleils》, Odile Jacob, 2019

G.-N. Fischer, 《보이지 않는 원동력 Le Ressort invisible》, Seuil, 1994 (reed. Dunod, coll. «idem», 2014)

A. Miller, 《당신 자신을 위하여. 자녀 교육에 존재하는 폭력의 뿌리들 C'est pour ton bien. Racines de la violence dans l'éducation de l'enfant》, Aubier, 1984 (rééd. 2008)

A. Miller, 《공포 속의 아이. 어른의 무관심과 그에 대한 대가 L'Enfant sous terreur. L'ignorance de l'adulte et son prix》, Aubier, 1986

D. Servan-Schreiber, 《치유, 약과 심리치료사 없이 스트레스와 불안, 우울 극복하기》,

Robert Laffont, 2005 (reed. Pocket, 2011)

C. Tarquinio & Y. Auxemery, 《심적 트라우마 장애 매뉴얼Manuel des troubles psychotraumatiques》, Dunod, 2022

이유 없는 병은 없다

—
1판 1쇄 인쇄 2024년 4월 15일
1판 1쇄 발행 2024년 4월 25일
—
지은이 시릴 타르키니오
옮긴이 권진희
—
펴낸이 김동식
펴낸곳 반니
주소 서울시 강남구 영동대로 502
전화 02-6004-9304
전자우편 banni@interparkshop.com
출판등록 2006년 12월 18일(제2023-000051호)
—
ISBN 979-11-6796-168-6 03180
—
책값은 뒤표지에 있습니다.
잘못된 책은 구입하신 곳에서 교환해드립니다.